AF246356

# LE PULMISTE

OU

## INTRODUCTION A L'ART DE GUÉRIR

### ET DE PRÉVENIR

# LA CONSOMPTION;

(TRADUIT DE L'ANGLAIS)

Par M. le Prof. C.-S. RAFINESQUE.

# LE PULMISTE

OU

## INTRODUCTION A L'ART DE GUÉRIR

### ET DE PRÉVENIR

# LA CONSOMPTION

OU

## LA PHTHISIE CHRONIQUE;

(TRADUIT DE L'ANGLAIS)

PAR M. LE D$^r$ C.-S. RAFINESQUE,

PROFESSEUR D'HISTOIRE NATURELLE ET DE BOTANIQUE
MÉDICALE A PHILADELPHIE,

AUTEUR DU MANUEL DE BOTANIQUE MÉDICALE DES ÉTATS-UNIS,
DE L'ANALYSE DE LA NATURE, etc., etc.

Membre des Sociétés médicales de Cincinnati, de Lexington et de Philadelphie, du Lycée de New-York, de l'Académie des Sciences naturelles de Philadelphie, de la Société des Antiquités américaines de Worcester et de Neschville, de l'Institut de Kentucky et de plusieurs Sociétés savantes de l'Europe, à Paris, Bruxelles, Vienne, Bonn, Florence, Naples, etc.

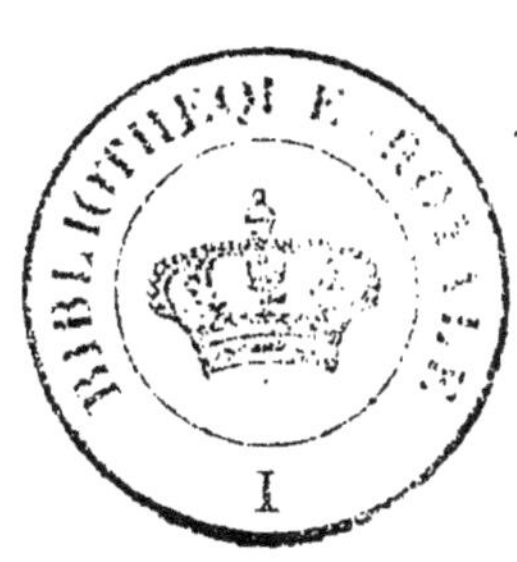

> La consomption n'est pas une maladie incurable ; mais les remèdes à y appliquer doivent principalement être portés au poumon par la respiration ou l'inhalation.
>
> ( LE PULMISTE, n. 110. )

# Paris.

## IMPRIMERIE DE DEZAUCHE,

FAUB. MONTMARTRE, N° 11.

## 1833.

# AVANT-PROPOS

## DE L'ÉDITEUR.

Il serait inutile de s'étendre longuement sur les immenses ravages qu'exerce sur le globe la phthisie pulmonaire; il est malheureusement hors de doute qu'en France, en Angleterre et en Allemagne, elle moissonne le cinquième des populations, et que partout elle s'attaque de préférence à la jeunesse, à la beauté, à l'amabilité, c'est-à-dire à la fleur de l'un et l'autre sexe.

En présence des atteintes de ce fléau meurtrier, la science médicale semble jusqu'ici convaincue d'impuissance et de vanité. Interrogez les médecins de bonne foi, ils avoueront naïvement l'insuffisance de l'art pour guérir cette maladie; plusieurs même, vous donnant la mesure de leur savoir pour les bornes de l'esprit humain, déclareront incurable un mal qui se sera montré rebelle aux vains palliatifs dont la routine a consacré l'usage.

Cependant voici un homme qui affirme hautement, et, ce qui vaut mieux, qui prouve par des faits, qu'il n'est pas impossible de guérir la phthisie.

En suivant le traitement qu'il indique, dix malades sur vingt obtiennent le complet rétablissement de leur santé, et les dix autres y trouvent un soulagement merveilleux, et un moyen infaillible de prolonger leur existence.

Mensonges dorés! pure jonglerie! dirat-on peut-être?

J'en suis fâché pour les incrédules; mais toute accusation, ou même tout soupçon de charlatanisme est ici impossible. Ce n'est point un vendeur d'orviétan qui vient exalter outre-mesure les vertus de ses drogues pour en assurer le débit; c'est un homme grave, un savant illustre, appartenant aux principales sociétés médicales ou scientifiques des Etats-Unis, de Vienne, de Paris, de Bruxelles, etc., etc., etc.; en un mot, c'est M. Rafinesque, professeur d'histoire naturelle et de botanique médicale à Philadelphie, qui communique au public une portion des précieuses découvertes qu'il doit à de longues et opiniâtres études.

Nous avons dit *une portion*, et malheureusement nous avons dû le dire, car M. Rafinesque n'a pas jugé à propos de nous initier complètement aux secrets qu'il possède.

Nous ne lui faisons pas reproche de cette réticence; qu'il nous soit permis toutefois d'exprimer le regret que nous en éprouvons, quoique l'amertume en soit bien adoucie par les utiles confidences que contient LE PULMISTE, lumineuse introduction à un ouvrage plus important que M. Rafinesque prépare sur cette matière.

La nécessité fut le premier mobile de notre auteur. Atteint d'une phthisie catharrale, il trouva dans la combinaison de plusieurs plantes médicinales, dont ses connaissances sur la botanique lui avaient fait pressentir l'effet, le remède qu'il avait inutilement cherché dans les méthodes routinières connues jusqu'alors. Il reconnaît cependant que la méthode dite française a du bon, et il attribue nommément à M. Lanthois, auteur de la NOUVELLE THÉORIE DE LA PHTHISIE PULMONAIRE, la gloire d'avoir introduit des améliorations de la plus haute importance dans cette branche de l'art de guérir.

Parmi les honorables témoignages de son estime pour M. Lanthois, on remarquera dans cet ouvrage la flatteuse dédicace qui le précède ; cet hommage, adressé de si loin et par un homme d'un tel mérite au docteur français, venge pleinement celui-ci des âpres censures de quelques-uns de ses confrères de Paris ; mais glissons sur ce contraste affligeant pour tout ami vrai de la science, et revenons au *Pulmiste* et à son auteur.

Expliquer d'une manière complète les causes et les nombreuses variétés de la phthisie ; au traitement défectueux et même nuisible adopté jusqu'ici, substituer une nouvelle méthode dont l'efficacité a déjà reçu la sanction de l'expérience ; détruire une foule d'erreurs populaires ou médicales qui ne sont encore que trop accréditées ; enfin mettre en lumière les graves dangers de plusieurs remèdes dont on fait encore usage ; tel est le but que s'est proposé et qu'a merveilleusement atteint l'illustre professeur de Philadelphie.

Aussi la traduction de cet ouvrage dans notre langue nous paraît-elle un éminent service rendu aux hommes de l'art, aux malades et à toutes les personnes qui sont prédisposées à la phthisie. Les uns et les autres y trouveront des observations utiles, des conseils toujours marqués au coin de la sagesse et de la véritable science, en un mot, un guide aussi sûr qu'éclairé.

# DÉDICACE.

## AU DOCTEUR E. LANTHOIS, DE PARIS,

Auteur de la nouvelle théorie de la phthisie pulmonaire.

C'est à vous qui avez tant fait pour l'humanité et pour arracher le genre humain à ce fléau, A vous avec qui, par une heureuse coïncidence, j'ai le droit de réclamer une espèce de parenté, que SONT DÉDIÉES CES PAGES.

Je ne doute point que vous ne soyez heureux d'apprendre qu'éloigné de vous de toute la distance qui sépare nos deux continens, je me suis trouvé avoir ajouté à la perfection de votre théorie et de votre méthode, même avant d'en avoir eu connaissance.

Je n'ai pu, en effet, me procurer votre ouvrage que quelques mois avant la publication du mien; et, depuis plusieurs années, j'avais conçu et commencé à mettre en pratique, à très-peu de choses près, les mêmes idées.

Mais j'ai eu le bonheur de découvrir et d'employer avec succès plusieurs nouvelles substances végétales très-actives de ce continent, et d'assurer par là, à la guérison, un plus grand degré de certitude, tandis que ma théorie acquérait une connaissance plus approfondie des variétés et des périodes de la maladie.

L'Auteur.

Philadelphie, octobre 1829.

# PRÉAMBULE.

I. Toutes les fois que quelques organes du corps deviennent sujets à plusieurs maladies ou à des infirmités invétérées, il serait convenable qu'un certain nombre de médecins praticiens apportassent une attention particulière et exclusive à ces affections spéciales et locales.

II. De là l'origine des diverses branches de la médecine, cultivées distinctivement par les chirurgiens, les dentistes, les oculistes, les auristes, etc., qui s'appliquent principalement à guérir les blessures, ou maux de dents, d'yeux, d'oreilles, etc.

III. Par cette méthode, ces branches spéciales de pratique sont beaucoup mieux entendues et exercées que lorsque chaque médecin les réunit toutes dans un exercice général. La division du travail engendre toujours l'habileté, et amène d'heureux résultats.

IV. C'est en me conformant à ce plan judicieux, que je me suis fait *pulmiste*. Pour y parvenir, je me suis appliqué assidûment et exclusivement à constater et guérir les affections du poumon, l'un des organes les plus vitaux de notre constitution, et qui est sujet à des maux si nombreux et si meurtriers, que l'on a calculé qu'un cinquième au moins des habitans du globe meurt atteint de telles affections.

V. La majorité des médecins ayant déclaré ces maladies généralement incurables, il était temps que quelque homme de l'art, mu par un espoir plus conforme à l'humanité, s'appliquât à en examiner les causes et les effets. C'est ce que j'ai fait en séparant et isolant ces maladies du cadre routinier dans lequel on les avait jusqu'à ce jour confondues avec les autres, et les considérant comme une branche particulière et fort importante de la science médicale.

VI. Ce nouveau plan m'a mis en état de consacrer toute mon attention à la série des affections pulmonaires qui affligent l'espèce humaine, d'étendre les connaissances que nous en avions, de découvrir beaucoup d'erreurs, et d'adopter ou de proposer dans la pratique plusieurs découvertes et idées utiles qui m'ont puissamment aidé à atteindre un succès marqué dans l'adoucissement et la guérison de ces maladies, et dans les moyens de les prévenir.

VII. La nécessité fut mon premier stimulant. Menacé, et plus tard attaqué d'une phthisie catarrhale et dyspepsique, et ne trouvant aucun espoir de soulagement dans la lecture des ou-

vrages que je consultais, je m'appliquai à chercher ailleurs un remède à mon mal.

VIII. Les connaissances que je possédais déjà sur
la botanique pratique et médicale, me mirent à
même de pressentir l'effet probable de quelques
plantes médicinales actives. Une suite d'expériences nombreuses vint en constater l'efficacité ;
et, dans leur combinaison, je trouvai enfin un
remède à mes souffrances, lequel me procura une
santé parfaite, et le rétablissement complet
d'une constitution robuste.

IX. Ayant ainsi obtenu un résultat si désiré,
et achevé ce que si peu de médecins sont en état
de faire, lorsqu'on leur demande avec raison de
se guérir eux-mêmes avant d'entreprendre la
guérison des autres, ce succès me porta à étendre
mes recherches, et à employer de diverses ma-
nières ces plantes bienfaisantes dans plusieurs
autres cas de consomption.

X. Ayant obtenu une suite de succès répétés
dans mes expériences et dans ma pratique, je
commençai à considérer ma méthode de traitement comme une découverte importante, ou du
moins comme une addition précieuse au mince
catalogue des remèdes efficaces que nous possé-
dions dans les maladies de poitrine.

XI. C'est à cette époque que, sur les instances
de quelques-uns de mes amis, je consentis à pré-

parer, sous le nom de Pᴜʟᴍᴇʟ, deux sortes de ma mixture naturellement antiphthisique, l'une sous forme de sirop pour l'intérieur, et l'autre de baume pour l'aspiration.

XII. Mon aversion pour toute apparence d'empirisme, et mon désir d'éviter la censure, me décidèrent à me cacher sous le nom de Mᴇ́ᴅɪᴄᴜsᴇ; et c'est ainsi que, pendant deux ans, j'ai souvent exercé avec quelque gêne, et dans une position désavantageuse.

XIII. Je ne voulais en aucune façon contrecarrer ou supplanter les médecins attachés aux familles; je ne désirais que placer entre leurs mains un nouvel instrument pharmaceutique; mais je me suis souvent aperçu avec peine que leur méthode est si erronée et si incompatible avec la mienne, que je ne pouvais que me repentir dans plusieurs cas de cette indulgence.

XIV. Sur ces entrefaites, l'extension que prit ma nouvelle pratique me mit à même d'étudier avec soin toutes les diverses anomalies des cas chroniques que je suivais, et d'acquérir graduellement une masse de faits médicaux dont la publication pouvait offrir de précieux avantages.

XV. Le Pᴜʟᴍᴇʟ, qui n'est que l'un des nouveaux remèdes que j'emploie (et j'en ai plusieurs), a été essayé sur peut-être mille individus; mais, comme peu de personnes ont persisté assez long-

temps à en faire usage , et qu'il ne m'est pas parvenu de renseignemens sur toutes celles qui en
ont pris, tout ce que je puis faire est de constater que , sur cent vingt malades, dont les cas
sont venus à ma connaissance, soixante furent
soulagés , quoique plusieurs l'eussent trop tôt
abandonné, et vingt-cinq furent guéris, malgré
les inconvéniens provenant d'un grand nombre
de négligences dans le régime, et sous d'autres
rapports.

XVI. Ces difficultés, et le désir de fournir à
mes malades un meilleur guide que les premières
instructions déjà imprimées qui se trouvaient
trop vagues et ne pouvaient s'appliquer à l'in-
nombrable variété des derniers cas, me portent
aujourd'hui à me présenter sous mon véritable
nom et à publier cet essai médical, comme j'en
avais pris l'engagement.

XVII. Les médecins, les malades, les individus menacés de la maladie, tous y trouveront,
pour leur utilité, des préceptes et des faits importans, quoiqu'il n'entre dans notre intention
que de le présenter comme une simple introduction à un art nouveau et à un ouvrage plus
considérable sur le même sujet.

XVIII. En ouvrant une nouvelle route dans
cette branche de l'art médical, j'ai eu pour but
une utilité durable. La pratique actuelle étant
défectueuse, puisqu'elle est inefficace, doit né-

cessairement subir une révision totale. J'ai donc adopté, dans le traitement et le régime, un nouveau mode qui doit être rationnel, puisqu'il a reçu de l'expérience une sanction que le temps confirmera.

XIX. Quiconque propose des innovations en médecine, a à lutter contre une armée de préjugés et contre la routine établie de la faculté. J'y suis préparé. — N'entretenant de mon côté aucun esprit d'hostilité, mais me contentant de constater les faits et de découvrir les erreurs, je brave sans crainte toutes les conséquences de mon entreprise, désirant toutefois obtenir la coopération de tous les médecins consciencieux et éclairés, plutôt que d'être considéré comme leur antagoniste.

XX. J'ai lu tous les principaux ouvrages sur les affections des poumons, et j'y ai trouvé plus ou moins à désirer sous le rapport de la clarté, des détails, des distinctions, du traitement, des moyens auxiliaires, etc.

Les mêmes erreurs sont enseignées dans toutes nos écoles de médecine, et se pratiquent tous les jours.

On verra que j'ai évité et indiqué avec soin toutes les erreurs médicales et populaires qui amènent de si funestes résultats dans les maladies pulmonaires, mais tout en adoptant, d'un autre côté, toutes les conclusions et les préceptes rationnels des médecins qui ont écrit sur cette matière.

XXI. Je m'attends à de vives attaques pour ne pas divulguer tout ce que je sais; mais comme tout homme est en droit de tenir quelque temps secrets les résultats de ses expériences, de ses découvertes et des lumières qu'il a acquises par la pratique, jusqu'à ce qu'il soit indemnisé du travail qu'elles lui ont coûté, je profite de ce droit en réservant plusieurs parties des connaissances que j'ai acquises pour ma clientelle et mes consultations.

XXII. Cependant, ayant toujours été guidé par des motifs humains et désintéressés, et n'ayant été empêché de publier mes découvertes en demandant un brevet de privilége que par le peu de garanties offertes aux droits conférés par lettres-patentes en matière médicale, je promets de dévoiler au profit de l'humanité, à une époque future (ou dès que j'aurai reçu le juste fruit de mes efforts dans l'exercice de ma profession), tout ce que j'ai de connaissances secrètes ou réservées sur ce sujet.

# LE PULMISTE

## ou

## INTRODUCTION A L'ART DE GUÉRIR

### ET DE PRÉVENIR

# LA CONSOMPTION

## ou

## PHTHISIE PULMONAIRE.

---

1. Une maladie cruelle et funeste exerce d'affreux ravages au sein de la société ; elle attaque principalement ce qui en fait le charme, la jeunesse, la bonté, l'amabilité et la beauté ; les médecins la regardent comme incurable, et un cinquième des populations, nous dit-on, descend par elle au tombeau, après avoir long-temps langui et souffert sans entrevoir un rayon d'espérance, une chance de soulagement. Cette maladie est la CONSOMPTION OU PHTHISIE des auteurs, connue aussi sous les noms de *déclin*, d'*atrophie*, de *marasme* et de *langueur*.

2. Les auteurs diffèrent dans leur opinion sur

la nature, l'origine et les causes de la CONSOMP-
TION. Les uns prétendent que c'est une maladie
constitutionnelle ; les autres soutiennent que
c'est une affection locale et spéciale des poumons.
La vérité peut, comme on le verra, se trouver
à la fois dans ces deux opinions : elle est la suite
d'affections distinctes et étrangères.

3. La phthisie, comme beaucoup d'autres maladies, est un protée qui revêt tant de formes
diverses, que ceux qui n'en connaissent qu'un
petit nombre y sont trompés. Elle varie selon les
âges, les climats, le régime, les tempéramens
et les individus ; bien plus, à peine pourrait-on
rencontrer deux cas de phthisie parfaitement
semblables.

4. Ceux qui confondent simplement la vraie
*phthisie* avec la consomption scrofuleuse ou
tuberculaire des poumons, sont entraînés par
cette prédominance locale dans l'erreur de
prendre la partie pour le tout, et le symptôme
pour la cause.

5. Consomption et phthisie sont deux mots
qui expriment le dépérissement du corps, ou
de quelque organe particulier. Les anciens auteurs distinguaient plusieurs de ces consomptions locales, qui sont maintenant considérées
comme des maladies distinctes ou des dépéris-
semens particuliers et isolés sur un organe.

6. Ainsi, leur *phthisia hepatica* est aujour-

d'hui connue sous le nom d'*hépatite*, ou maladie du foie ; la *phthisia nephritica* est la *nephritis*, ou dissolution des reins ; la *phthisia vesicalis* est la *cystite*, maladie de la vessie ; la *phthisia ocularis* est la *myasis*, ou altération des yeux et de la vue, etc. Toutes ces variations ne font rien pour la guérison.

7. Mais leur *phthisis pulmonalis, dorsalis, nervosa, trachealis, laringea*, etc., ou consomption pulmonaire, dorsale, nerveuse, trachéale, ou du larynx, ne sont que quelques espèces de la maladie générale chronique.

8. Les affections locales aiguës des poumons, telles que la pulmonie, la pneumonie, la péripneumonie, la pleurésie, le catharre, l'hémoptysie, ne doivent pas être confondues avec les maladies chroniques du même organe ; on les distingue aisément à leur invasion soudaine et à leur caractère inflammatoire ; tandis que les consomptions chroniques sont accompagnées de symptômes généraux, tels que l'amaigrissement graduel, de vives douleurs, un sentiment de chaleur, l'exténuation, les transpirations excessives, la diarrhée continue, etc.

9. Mais les maladies aiguës du poumon dégénèrent souvent en consomptions chroniques, lorsqu'elles sont négligées ou mal guéries ; et quelques espèces de pulmonies (dans les climats chauds principalement), appelées vulgairement

*consomptions* galoporites, paraissent former l'anneau qui unit la chaîne des affections aiguës à celle des maladies chroniques.

10. Quelques médecins de notre époque, Lanthois, par exemple, considèrent la phthisie comme une maladie de tout le système, non particulière aux poumons, qui ne sont que l'organe où se manifeste l'éruption de l'altération morbifique. Mais, même dans ce cas, comme les poumons deviennent éventuellement le siége principal de la maladie, il convient de considérer les poumons comme l'organe qui réclame principalement l'attention du médecin.

## I. HISTOIRE DE LA MALADIE.

11. L'origine de cette maladie est inconnue; elle a probablement affligé l'espèce humaine dès les temps les plus reculés. On la connaissait déjà il y a trois mille trois cents ans dans l'Orient, puisque le Code de Menu fait mention de la phthisie pour la déclarer impure, ainsi que plusieurs difformités et professions.

12. Mais ce fléau avait probablement un caractère moins meurtrier dans ces époques primitives et patriarchales. Hippocrate et les Grecs l'ont à peine connue, excepté sous les formes auxquelles nous donnons le nom de *consomption dorsale* et *d'épuisement*.

13. Dans les temps modernes, elle s'est développée avec plus de fureur et sur une plus grande échelle, elle a revêtu de nouvelles formes et fait des progrès alarmans, surtout depuis que les scrofules, le scorbut et la syphilis se sont réunis pour lui donner naissance et accroître le nombre de ses victimes.

14. Actuellement elle règne avec la plus grande intensité dans les climats froids et variables. Elle est devenue endémique en Angleterre, en France, en Allemagne, etc., et dans l'Amérique septentrionale colonisée par ces pays.

15. On peut la nommer la peste de ces climats et de ces contrées; c'est dès lors une peste perpétuelle et non périodique, ne se présentant pas rarement comme celles de l'Orient, mais menaçant, attaquant les populations à toutes les époques, et moissonnant particulièrement les habitans des villes.

16. Dans les climats chauds, aux Indes occidentales par exemple, elle ne laisse pas que de se présenter fort souvent, et les effets de cette maladie s'y développent plus prompts et plus terribles que partout ailleurs, tandis que, dans les climats doux, en Espagne, en Italie, en Grèce, elle revêt d'autres formes, et y est considérée comme contagieuse, et par conséquent beaucoup plus redoutée.

17. Cette doctrine de la contagion est de très-vieille date, et a eu l'assentiment de très-savans médecins, tels que Morgagni. Des lois sévères existent encore aujourd'hui dans plusieurs états pour prescrire de brûler les vêtemens des morts après leur décès, et de blanchir à la chaux les murs de leurs maisons.

18. Nous sommes heureux d'être à l'abri de semblables préjugés dans nos climats froids ; car ils jetteraient encore plus d'amertume sur l'existence misérable et précaire des pulmoniques. Des observations médicales plus exactes ont prouvé que cette contagion est un accident fort rare, et dont il serait difficile de trouver des exemples, si ce n'est lorsqu'il y a prédisposition à la maladie.

19. Elle peut s'exercer sous l'influence de la cohabitation, du contact, de l'haleine, et d'une expectoration putride ; mais cela arrive si rarement, que l'on a calculé que, sur mille cas, il ne s'en présente qu'un de contagion dans les climats froids, et environ quatre ou cinq dans les pays chauds.

20. Un fait beaucoup plus déplorable est la certitude que cette maladie et tous les maux qui l'accompagnent, tels que les scrofules, la syphilis, la goutte, etc., peuvent être héréditaires, et qu'elle est encore plus difficile à guérir lorsque les malades ont reçu de l'un des au-

teurs de leurs jours, ou de tous les deux à la fois,
une prédisposition héréditaire.

21. Cependant l'expérience m'a démontré
qu'elle n'est pas, même dans ce cas, absolument
incurable, à moins qu'une conformation vicieuse des poumons et de la poitrine ne soit le
triste résultat de ce cruel héritage ; mais autrement la simple prédisposition peut être com-
battue avec succès.

22. Depuis que des états réguliers de mortalité ont été tenus en Europe et en Amérique,
l'extension et l'augmentation de ces maladies
ont été constatées. Sydenham a avancé depuis
long-temps qu'un cinquième de l'espèce humaine mourait des suites de ces affections. Cette
estimation peut être trop forte, si l'on y comprend tous les climats ; mais elle n'est pas exagérée, s'il n'entendait parler que de nos climats
du nord.

23. Il est des années à Londres où un tiers de
la mortalité est dû à la consomption. C'est ce
qui arriva en 1799, ou, sur 17,285 morts,
6,210 furent le résultat de cette fatale maladie,
tandis que, parmi les autres victimes, on comp-
tait un nombre presque aussi grand d'enfans
morts principalement de convulsions.

24. A New-York et à Boston, le terme moyen
est d'un cinquième ; mais, dans cette dernière
ville, en 1802, la phthisie figura sur les listes

de mortalité pour un quart. A Philadelphie, le terme moyen n'est que d'un sixième, quoique en 1821 le tribut prélevé par ce fléau dépassât le cinquième des morts, et fut dans le rapport de 438 à 2,161.

25. Le chiffre de ses victimes serait encore plus considérable, si l'on y comprenait toutes les maladies pulmonaires, de même que celles de langueur, qui sont plus ou moins phthisiques. Ainsi, en 1826, on ne porta que 587 décès par suite de consomption; mais si l'on y en ajoute 174 dus à des inflammations du poumon, on trouvera que la proportion a été de 761 sur 4,151, nombre total des morts.

26. En 1828, le chiffre de la mortalité à Philadelphie fut de 3,971; dans ce chiffre étaient compris 581 cas de consomption, 281 de langueur, 150 d'inflammation des poumons, 46 d'hydropisie de poitrine, et 38 d'atrophie; présentant un total de 1,081 morts, plus ou moins connexes avec la phthisie ou avec les poumons.

27. Il résulte des tables médicales de Philadelphie, dressées depuis 1807 jusqu'en 1828, que les progrès de la maladie furent en raison directe de l'accroissement de la population. En 1807, on compta 306 morts de phthisie sur 1,961, et en 1827, 523 sur 3,659. Enfin, dans l'espace total de vingt-deux années, 9,101 sur 60,634; ce qui fournit, à très peu de chose près, 1 sur 6.

28. Quelques années offrirent des intermittences d'accroissement ou de diminution de la mortalité. Les chiffres les plus bas se rencontrent dans l'année 1814, où il est de 274 sur 2,041, et dans celle de 1823, où il ne monte qu'à 536 sur 4,372. Les plus élevés nous sont fournis par les années 1816, qui présenta 434 cas sur 2,225, et 1821, dont il a été fait mention plus haut.

29. Tels sont les faits authentiques. Ne réclament-ils pas de notre part de sérieuses réflexions? n'appellent-ils pas le secours de tous les hommes doués de talens et amis de l'humanité? Puisque nos vices, de concert avec les bévues et la négligence de notre école actuelle de médecine, paraissent conspirer pour favoriser la diffusion et l'accroissement de cette épidémie permanente, nous devons nous attacher à la combattre et à l'arrêter dans son funeste cours.

30. Ce but peut-il être atteint? la phthisie ne serait-elle pas une maladie incurable? comment peut-on parvenir à la guérir? Ne sont-ce pas là des questions importantes? ne méritent-elles pas l'attention du public, du médecin et du législateur, tout autant que la fièvre jaune et la petite vérole? Je le pense.

31. Nous n'avons pas de tableaux statistiques pour constater la proportion qui existe entre les

malades et les guérisons. Nous savons seulement quel est le nombre exorbitant de ceux qui succombent! Il serait plus utile de connaître le chiffre de ceux qui échappent. A ma connaissance il en guérit à peine aujourd'hui un sur vingt, et uniquement par quelque crise heureuse de la nature, ou par quelque régime simple, et en évitant les poisons qui engendrent la langueur et le dépérissement, surtout le mercure et la saignée.

32. Mais par la nouvelle méthode française un plus grand nombre sont guéris, et par mon mode de traitement perfectionné, unissant à ce qu'il y a de mieux vu dans la marche des médecins français beaucoup d'autres avantages et de nouveaux remèdes, je puis sauver au moins dix malades sur vingt, et manquer rarement de soulager les autres dix, de manière à prolonger leur vie.

## II. SUSCEPTIBILITÉ.

33. La première notion qu'il faut acquérir est celle du sexe, de l'âge, des tempéramens et des professions qui sont les plus exposés à cette maladie, attendu qu'une grande partie de la marche à suivre dépend de là, pour découvrir les causes du mal, et pour appliquer les remèdes ainsi que pour prévenir l'invasion.

34. Je n'ai vu aucun tableau statistique de la proportion relative de la maladie chez les deux sexes. Mais mes observations me portent à croire qu'elle prédomine et conduit plus rapidement vers un dénoûment fatal chez les femmes, dans le rapport de cinq à quatre.

35. Ces dernières sont particulièrement sujettes aux consomptions qui proviennent d'habitudes sédentaires, du port de vêtemens légers, de la compression de la poitrine, de la répression menstruelle, d'allaitement forcé, d'abattement ou de chagrins violens, etc.

36. Elles sont moins exposées à celles qui prennent naissance dans l'intempérance, l'usage habituel du tabac, un état goutteux, le scorbut et la syphilis, qui sont plus particulièrement affectées au sexe masculin ; mais elles héritent par leurs pères du fatal venin ou de la prédisposition à cette maladie qui, transmise de la sorte, en est beaucoup plus dangereuse.

37. Les personnes dans la fleur de l'âge, depuis vingt ans jusqu'à cinquante, et plus particulièrement de vingt à trente, paraissent être les plus exposées aux maladies de consomption. Voici le résultat d'un tableau dressé à Philadelphie en 1828 : sur 581 décès, l'enfance, jusqu'à l'âge de cinq ans, fournit 38 cas ; le tribut de l'adolescence, depuis cinq jusqu'à vingt, fût de 57 ; le contingent de la maturité, entre vingt

et cinquante ans, fut de 389, dont 164 entre vingt et trente ans; la vieillesse, de cinquante à quatre-vingt-dix ans, y figure pour 90.

38. Ainsi nous voyons que les premières et les dernières années de la vie sont les moins exposées à la maladie; mais dans ces deux cas, où elle se trouve hors de sa période ordinaire, elle n'en est que plus difficile à guérir. L'enfance et la jeunesse demandent des remèdes doux, tandis que des spécifiques énergiques seuls sont capables de réussir; et la vieillesse est si affaiblie par l'âge, que ceux-ci n'ont sur elle que peu de succès. Quoi qu'il en soit, le traitement appliqué aux deux cas doit être homogène.

39. C'est dans le tempérament ou dans la conformation prédominante des organes de chaque individu, que doivent être cherchées les meilleures indications. L'état maladif provient de la prépondérance de quelques fluides ou de quelque lésion dans le système organique; et chaque sujet, selon qu'il est plus ou moins affecté de la maladie et a d'autres affections, exige un régime et des remèdes particuliers, ou l'abstinence de plusieurs alimens et substances délétères.

40. Tout homme devrait connaître son tempérament, afin de régler en conséquence de lui-même sa vie, son régime, et les précautions à prendre. Cependant peu de personnes s'en oc-

cupent; combien donc qui deviennent les victimes de leur ignorance et de leur négligence ! Il serait bon aussi d'être convaincu qu'il n'est pas plus possible de trouver deux hommes jouissant exactement du même tempérament, sans qu'aucune nuance établisse entre eux une différence à cet égard, qu'il ne l'est de rencontrer deux visages ayant absolument les mêmes traits ; mais qu'au contraire il y a toujours, dans la constitution de chaque individu, un côté prédominant qui sert à le caractériser.

41. Les anciens distinguaient, en médecine, quatre tempéramens, de même qu'ils admettaient quatre élémens ; quelques-uns y en ajoutaient un cinquième, le parfait, comme l'Héridan reconnaissait aussi pour cinquième élément l'éther. Ces quatre tempéramens étaient le bilieux, le sanguin, le mélancolique et le phlegmatique. Les auteurs modernes en ont découvert deux autres, l'athlétique et le nerveux ; mais il y en a plusieurs autres.

42. J'ai jugé nécessaire d'en doubler au moins le nombre dans la race de l'espèce humaine à laquelle nous appartenons, outre plusieurs autres particuliers à la race noire et à la race cuivrée, et indépendamment des cas moins importans d'un développement extraordinaire du cerveau, de l'estomac, etc. qui produisent le génie, l'intempérance, etc.

43. Ces douze tempéramens primordiaux se rencontrent rarement simples et sans mélange ; mais ils forment des composés doubles, triples et quadruples, tels que le bilieux-nerveux-musculaire-phlegmatique, élémens indicatifs qui doivent entrer dans leur dénomination, dans l'ordre décroissant de leur prépondérance relative, et dont le premier ou prédominant doit être l'objet de l'attention principale.

44. Mes douze tempéramens sont les suivans:

1. *L'athlétique* ou *le gigantesque*. — Prédominance des os.

2. *Le musculaire* ou *vigoureux*. — Idem des muscles ou de la chair.

3. *Le bilieux* ou *hépatique*. — Idem du foie et de la bile.

4. *Le mélancolique* ou *atrabilaire*. — Idem de la rate.

5. *Le nerveux* ou *névrétique*. — Idem des nerfs.

6. *Le colérique* ou *ardent*. — Idem du cœur.

7. *Le sanguin* ou *hématique*. — Idem des artères et du sang.

8. *Le phlegmatique* ou *pituiteux*. — Idem des parties séreuses et de la graisse.

9. *Le lymphatique* ou *scrofuleux*. — Idem de la lymphe.

10. *Le dermique* ou *velu*. — Idem de la peau et des parties velues.

11. *Le leucodermique* ou *albinos*. — Dégénération extérieure de la peau.

12. *Le rachitique* ou *difforme*. — Dégénération intérieure des os, etc.

45. Les tempéramens les plus sujets à la consomption sont le *lymphatique*, le *phlegmatique*, le *rachitique*, le *mélancolique* et le *nerveux*. Les moins exposés sont l'*athlétique*, le *musculaire*, le *bilieux* et le *sanguin*. Chacun en particulier est plus ou moins sujet à des espèces particulières de phthisie, comme nous l'indiquerons ci-après ; les nègres et les Indiens n'en sont pas exempts.

46. Parmi ces divers tempéramens dont j'aurai souvent occasion de parler, afin que chacun reconnaisse celui qui lui est propre, je vais donner ici, pour servir de guide général, une explication concise des caractères qui les distinguent.

47. Les tempéramens *athlétiques* se reconnaissent aisément à la largeur, à la force de la stature, à la grosseur des os, à la beauté des formes, ou à un ensemble gigantesque.

48. *Les musculaires* sont vigoureux, de grande ou de petite taille ; mais la chair épaisse et compacte recouvre des os un peu petits.

49. Les caractères des *bilieux* sont un teint brun, les yeux et les cheveux noirs. Les personnes qui en sont douées sont actives, entre-

prenantes , et ont communément du génie et de l'habileté.

5o. Les sujets d'un *tempérament mélancolique* sont d'une taille élancée , minces , crédules et tristes.

51. Les *nerveux* sont timides , délicats , sensibles , et sujets aux spasmes et aux affections nerveuses.

52. Les *colériques* ont les cheveux rouges , la peau marquée de taches de rousseur ; ils sont irascibles , entêtés et bourrus.

53. La personne douée d'un *tempérament sanguin* est belle , vaine et inconstante ; son œil est bleu , ses joues vermeilles ; elle aime de passion le plaisir et le changement.

54. Les *phlegmatiques* sont gras , indolens , lourds ; ils aiment par-dessus tout le repos et le sommeil.

55. *Le tempérament lymphatique* est caractérisé par la blancheur ou la pâleur du teint, par l'épaisseur des lèvres , la ténuité des doigts , la longueur du cou , le peu de largeur de la poitrine. Les personnes de ce tempérament sont aimables, douces , et extrêmement disposées aux scrofules et à la phthisie.

56. Le *tempérament dermique* a pour indices une peau épaisse et velue , les cheveux raides , une barbe touffue , des membres endurcis. Les dermiques sont forts , brusques et stupides.

57. Les individus affligés d'un *tempérament leucodermique* ont reçu le nom d'*albinos*. On en rencontre rarement. Il est aisé de les reconnaître à leur peau blanche comme le lait, à leurs cheveux de même couleur, à leurs yeux rouges, etc. Ce sont des êtres faibles et débiles.

58. Le *rachitique* est ordinairement nain ou difforme; son dos est voûté ou bossu, ses membres contournés, etc.

59. Nous avons maintenant à nous livrer à un examen plus important.

Quelles sont les professions les plus ou les moins exposées à la phthisie?

En existe-t-il qui soient entièrement exemptes de cette maladie?

60. Plusieurs médecins distingués ont constaté que diverses professions, notamment celles des tanneurs, des bouchers, des ouvriers employés à l'extraction du charbon de terre, des savonniers, etc., ne sont point, ou du moins sont à peine sujettes à la phthisie. Bien plus, il y a des exemples d'individus attaqués de consomption, qui ont été guéris en se faisant tanneurs.

61. Ce sujet, comme intimement lié à la recherche d'une méthode curative à la portée du pauvre, a été pour moi l'objet de réflexions et d'observations approfondies; et j'ai constaté quatre degrés de susceptibilité dans les occupations et les professions de la société : celles qui

sont les plus exposées aux atteintes de la maladie, celles qui le sont moins, celles qui le sont le moins de toutes, et, enfin, celles qui le sont à peine, en conséquence de quoi j'ai formé les quatre tableaux suivans.

62. Professions très-sujettes à la consomption.

| | |
|---|---|
| Ouvriers employés à brûler la chaux. | Amidonniers. |
| Plâtriers. | Cabaretiers. |
| Mouleurs en plâtre. | Anatomistes. |
| Fabricans de glaces. | Tragédiens. |
| Tailleurs. | Tisserands. |
| Cordonniers. | Pompiers. |
| Boulangers. | Joueurs d'instrumens à vent. |
| Meuniers. | |

Et toute profession très-sédentaire, ou soumettant les individus qui l'exercent à respirer des vapeurs délétères.

63. Professions sujettes à la maladie, mais moins que les précédentes. Toutes celles qui tiennent les individus confinés ou livrés à des occupations malsaines.

| | |
|---|---|
| Cardeurs. | Tailleurs de marbre. |
| Chaudronniers. | *Id.* de pierre. |
| Fondeurs. | Scieurs de long. |
| Distillateurs. | Charbonniers. |
| Revendeurs. | Employés aux manufactures de tabac. |

Marins.        Teinturiers.

Chimistes.      Chanteurs.

Militaires.      Les individus chargés de

Fossoyeurs.        fumer les viandes,

Maîtres d'école.      poissons, etc.

64. Professions les moins sujettes à la maladie.

Cultivateurs.      Relieurs.

Cuisiniers.      Charretiers.

Bergers.      Mineurs.

Imprimeurs.      Mégissiers.

Femmes des halles.    Salpêtriers.

Porte-faix.      Fabricans de poudre à

Chasseurs.        canon.

Pêcheurs.      Maçons.

Journaliers.

Et presque toutes les professions exercées en plein air.

65. Professions qui y sont à peine sujettes, ou que quelques auteurs en prétendent exemptes. Nous manquons de tableaux de mortalité qui constatent la preuve de ce fait.

Tanneurs.      Fabricans de savon.

Corroyeurs.      Ouvriers travaillant le

Ouvriers qui préparent    soufre.

   le tan.      Brasseurs.

Fabricans de glu.    Fabricans de cordes de

Femmes chargées des lai-    violon.

   teries.      Ouvriers employés aux

Poissardes.        mines de charbon.

| Fabricans d'huile, de goudron, de poix et de résine, etc. | Chandeliers. Bouchers. |

66. Cet heureux résultat m'a convaincu que l'on devrait conseiller aux pauvres qui ne peuvent s'astreindre à de longs traitemens et à des remèdes chers, de se faire, les hommes, tanneurs, etc, et les filles, servantes de laiterie, etc., afin d'avoir une chance préventive contre la maladie, ou moyen naturel d'en guérir : il m'a aussi fourni l'idée d'employer le tan, comme auxiliaire de mon système de remèdes ; ce que j'ai fait avec succès.

67. J'en réclame le bénéfice comme une découverte, ou comme une heureuse application d'expériences antérieures. Le goudron et le soufre avaient déjà été employés, mais on les avait trouvés trop irritans. Les émanations provenant des huiles, de la viande, des étables, de la drèche, etc., réussissent rarement ; mais j'ai tiré avantage de celles du tan, et j'en ai obtenu de bons effets, ainsi que du lait et du bouillon dans quelques cas.

### III. LOCALITÉ.

68. Il est ici deux choses essentielles à considérer, la connaissance de l'air que les poumons doivent respirer, et les poumons eux-mêmes, qui sont le véhicule et le siége de la maladie.

69. La chimie moderne a constaté que l'air atmosphérique était un oxide gazeux d'azote, ou un composé d'oxigène et d'azote principalement; Mais il contient toujours en solution une multitude de substances étrangères, et ne se trouve presque jamais pur.

70. Les substances naturelles qui se combinent ordinairement avec lui, sont le gaz acide carbonique, l'eau, le calorique, l'électricité et la lumière. Aucune de ces parties combinées n'en altère la pureté; mais, lorsqu'elles s'y trouvent en excès, elles ont chacune un effet particulier sur le poumon. La première de ces substances, de même que l'azote en excès, devient délétère. L'eau ou les vapeurs aqueuses rendent l'air humide, mais n'offrent rien de malfaisant aux poumons, à moins qu'elles ne se refroidissent par la privation du calorique.

71. Mais il n'est aucun climat, aucune région, où l'air ne se trouve mélangé d'une quantité plus ou moins grande d'impuretés et d'exhalaisons qui en altèrent plus ou moins la salubrité, d'où résultent plusieurs maladies. Il arrive cependant que ces impuretés ne sont pas nuisibles aux poumons, à l'exception de toutes les espèces de poussières sèches, de vapeurs métalliques, de fumées et de gaz putrides animaux.

72. Bien plus, les émanations impures et putrides des marais, des végétaux et des animaux

en putréfaction qui engendrent des fièvres, ne sont nullement fâcheuses aux pulmonaires, et les exhalaisons volcaniques sont très-favorables aux poumons. La phthisie est à peine connue dans le voisinage des volcans : par exemple, près de l'Ethna, près du Vésuve, aux Açores, etc.

73. Les émanations et les exhalaisons contenues dans l'air en divers temps et en divers lieux sont les suivantes : l'arome des plantes, les miasmes de toute espèce, la fumée des volcans, des forges, des cheminées, des fours à chaux, des substances brûlées, des fabriques, etc. ; les vapeurs des ordures, des engrais, des égouts, des cimetières, des lieux privés, etc.; les fermentations des liqueurs, la décomposition de la matière, les brouillards, la poussière, les exhalaisons des marais, des rivières, des lacs et de la mer, etc. Long et effrayant relevé auquel quelques-uns veulent ajouter les émanations des comètes; mais les vents les dissipent et purifient l'air.

74. C'est à ces impuretés de l'air et à la privation soudaine de la chaleur qu'il faut attribuer toutes les épidémies, les catarrhes, les maladies auxquelles nous donnons le nom d'*influenzas*, et les phthisies. Les climats froids et variables, sujets aux changemens soudains de température, tels que l'Amérique septentrionale, sont très-contraires aux poumons. De 1768 à 1770, une

épidémie pulmonaire régna dans toute l'Europe, et dans cet intervalle l'atmosphère fut lourde et couverte.

75. Les climats les plus favorables aux pulmonaires sont ceux où règne une température égale, et où l'air n'est ni trop oxigéné, ni trop froid. Tels sont les terrains bas et marécageux, les îles, les plaines, les vallées, les sols volcaniques, etc. Notons ici que la Russie est peu sujette aux maladies de consomption, grâce à la constance du froid, au peu d'élévation des terres et à la chaleur des habitations.

76. Les lieux les plus funestes aux pulmonaires sont les collines élevées ainsi que les montagnes, où l'air est trop raréfié et trop pur, et la mer, où il est trop froid et trop oxigéné. On doit aussi mettre de ce nombre les rivages froids de l'Océan et les climats sujets à de violens ou soudains changemens de température, ou bien où la température moyenne est au-dessous de 60 degrés du thermomètre de Farenheit, tandis que la variation surpasse 60 degrés dans l'année.

Cette assertion est basée sur les tables suivantes de la température moyenne aux États-Unis, où l'on en voit la preuve par l'accroissement graduel, du sud au nord, des catarrhes et des maladies de consomption, à mesure que le chiffre de la variation augmente et que la chaleur moyenne diminue.

### ÉTATS ATLANTIQUES.

|          |                   | Temp. moy. | Variation. |
|----------|-------------------|-----------|-----------|
| Lat. 30. | Saint-Augustin    | 67°       | 66°       |
| 32.      | Savannah          | 59°       | 76°       |
| 33.      | Charleston        | 57°       | 84°       |
| 39.      | Washington (*cité de*) | 55° | 96°       |
| 40.      | Philadelphie      | 53° 1/2   | 98°       |
| 41.      | New-York          | 51°       | 99°       |
| 42.      | Boston            | 47° 1/2   | 100°      |
| 44.      | Maine et Vermont  | 43°       | 120°      |

### ÉTATS DE L'OUEST.

|          |                   | Temp. moy. | Variation. |
|----------|-------------------|-----------|-----------|
| Lat. 30. | Nouvelle-Orléans  | 65°       | 70°       |
| 36.      | Nashville         | 58°       | 86°       |
| 38.      | Lexington         | 55°       | 96°       |
| 39.      | Cincinnati        | 54°       | 100°      |
| 43.      | Détroit.          | 50° 1/2   | 116°      |

Aux îles Bermudes, au contraire, et dans les Açores, entre le 32° et le 40° degré de latitude, la variation n'est que de 40° et la température moyenne d'environ 60°.

77. Il règne sur l'Océan une température plus uniforme que sur terre; de là l'idée que les voyages de mer sont favorables aux pulmonaires. Mais c'est une idée fausse, attendu que l'air de la mer est trop vif. Cette assertion peut sem-

bler paradoxale , puisqu'on a été long-temps dans l'usage de conseiller la mer aux malades ; mais j'ai pour moi l'autorité de Tourtelle qui affirme que cette coutume est fondée sur un faux principe, et déclare l'air de la mer très-contraire aux malades. En effet, ce n'est tout simplement qu'une manière de se débarrasser des pulmonaires et de les envoyer mourir loin du médecin. Les Indes-Occidentales ont un climat peu convenable; cependant on peut en excepter les Bermudes, les Açores, Madère et Ténériffe.

78. Si un voyage sur mer a jamais été salutaire, cet heureux effet a été produit par l'égalité de la température et par l'odeur du goudron. Mais l'air vif et oxigéné de la mer, et le régime nécessairement mauvais que l'on y suit, doivent toujours avoir fait plus de mal que de bien.

79. Je n'envoie jamais mes malades sur mer. Quiconque en use ainsi les envoie au tombeau. Je conseille de quitter les villes pour la campagne et réciproquement, et d'aller habiter des plaines basses et abritées, ou des vallées.

80. En hiver, la chambre des pulmonaires doit être entretenue chaude et à une température égale. Si leurs appartemens pouvaient être transformés en serres chaudes, cela ne vaudrait que mieux ; mais ce changement n'est que rare-

ment ou jamais praticable , si ce n'est pour les malades riches.

81. La poitrine, ou cavité supérieure du corps humain , contient les poumons, le cœur et l'estomac ; le diaphragme musculaire la sépare de l'abdomen ou cavité inférieure : les poumons sont au-dessus de l'estomac, entre le sein et le dos.

82. Deux grands viscères mous , séparés par la plèvre et le cœur , forment les poumons. Ils sont divisés en lobes, dont trois occupent la droite et deux la gauche de la poitrine. Ces cinq lobes sont composés d'innombrables cellules toujours pleines de sang. Celui-ci se combine avec l'air qui est respiré , et absorbe une partie de son oxigène, rejetant l'azote et les autres constituans délétères.

83. Les poumons communiquent avec les narines par la trachée , et avec la bouche, par le larynx ; ce qui leur donne la faculté de humer et d'exhaler l'air , de produire les sons qui constituent la voix , etc. , etc.

84. Les lobes droits du poumon sont plus sujets à être le siége de la phthisie que ceux de gauche ; les deux côtés sont rarement attaqués à la fois. Le larynx et la trachée peuvent aussi être atteints de la même maladie , et elle peut même s'étendre aux bronches, à la plèvre , et aux autres membranes des poumons.

85. L'art nouveau de l'auscultation, soit par la percussion, soit en écoutant ou en employant le stéthoscope (espèce de tube creux que l'on applique à l'oreille), apprend à s'assurer par les divers sons creux de la poitrine, lorsqu'elle est frappée avec la main ou que le malade parle, quel est le côté malade, et jusqu'à quel point se sont étendus les progrès du mal.

86. Cet art utile distingue aussi les maladies du cœur de celles du poumon, qui étaient autrefois souvent prises les unes pour les autres. Mais les affections de l'estomac et du foie, aisément reconnues pour le siége du mal, ne peuvent donner lieu à de semblables erreurs.

87. Je recommande l'usage du stéthoscope à ceux de qui il sera connu, ou la percussion, pour y suppléer, afin de s'assurer exactement, dans tous les cas, de la localité ou du siége de la maladie ; mais je suis loin d'en dire autant de l'opération cruelle conseillée par Arnolt, et qui consiste à extirper les lobes affectés en perforant la poitrine, parce que c'est un expédient qui n'offre que des chances très-douteuses de succès, et peut occasioner la formation d'une fistule pectorale.

88. Les poumons à l'état sain peuvent absorber les molécules nuisibles qui flottent dans l'air, et en être ainsi incommodés ; et à l'état malade, ils ont également la faculté d'absorber

les molécules bienfaisantes auxquelles l'air sert de véhicule, et y trouver leur guérison.

89. La toux est l'effet naturel de toute irritation ou lésion des poumons, et l'expectoration leur offre un moyen naturel d'expulser tout ce qui, dans la sphère de leur action, est étranger ou en dissolution. Une toux sèche indique une affection intérieure, tandis que les différentes matières corrompues, rendues par l'expectoration, sont l'indice d'une lésion extérieure. Le scorbut et l'hépatite noircissent et putréfient les poumons; les scrofules y développent des tubercules ou tumeurs dures, etc. Les taches, les déchiremens, les ulcères, sont produits par d'autres causes.

90. Les poumons sont dans un état de transpiration continuelle, montant, dans l'état sain, à six grains par minute ou trois cent soixante grains par heure, tandis que la peau ou toute la surface du corps ne perd que trois grains par minute; ce qui pourtant peut s'élever jusqu'à vingt grains, selon l'état de la température et la dilatation ou le resserrement des pores.

91. Cette transpiration insensible est une émanation gazeuse de la lymphe, mêlée d'eau et de quelques particules de divers sels, d'acides, de fer, etc. Le maintien en est extrêmement essentiel, puisque, du moment où elle est supprimée ou diminuée, il en résulte des catharres

et d'autres inconvéniens. Les remèdes diaphorétiques, qui l'augmentent ou la rétablissent, sont indispensables dans ces cas, afin d'expulser par ce moyen les principes morbifiques renfermés dans le corps et dans le sang.

### IV. Causes et espèces.

92. On peut distinguer, dans la consomption, les causes générales et les causes particulières : les premières agissent plus ou moins sur tous les individus, et sont très-lentes dans leur action ; les dernières sont les agens spéciaux de chaque cas particulier, dont l'influence directe ou combinée caractérise l'espèce spéciale de consomption.

93. On doit s'attacher principalement à connaître les causes générales, afin de les prévenir à temps, tandis que les causes spéciales, si elles ne peuvent que rarement être prévenues, doivent être constatées avec soin, afin d'être en état de les combattre. Lorsque nous connaissons la cause ou les causes d'un cas particulier, nous en connaissons bientôt l'espèce, et nous pouvons alors y appliquer les remèdes particuliers qu'il nécessite.

94. Tout ce qui altère les fonctions ou la substance des poumons peut produire la phthisie, qui est aussi le terme de plusieurs maladies qui se jettent sur les poumons.

4

95. Il suffira d'énumérer les causes générales et les mauvaises habitudes que la civilisation traîne à sa suite dans la vie, ou qu'une pratique ignorante a introduites parmi nous, et dont l'effet combiné tend à développer et aggraver cette maladie. Les faits parlent d'eux-mêmes et appellent à grands cris la réforme d'un système aussi vicieux.

96. On doit regarder comme telles : 1° les habitudes sédentaires et le manque d'exercice;—2° des études prématurées et l'excès d'application;—3° la vie sédentaire des écoles et des colléges;—4° des mariages trop précoces et peu circonspects;—5° des vêtemens trop légers par un temps froid;—6° l'exposition à des changemens brusques et considérables de chaud et de froid; — 7° le défaut de s'abandonner trop à ses passions; — 8° des contrariétés, des soucis, des chagrins excessifs;—9° la mauvaise nourriture;—10° l'usage habituel du sel et des viandes ou poissons salés; — 11° celui des liqueurs spiritueuses; — 12° l'excès du tabac, sous toutes les formes; — 13° la privation des bains et des frictions; — 14° l'exposition continuelle à respirer la poussière; — 15° les virus scrofuleux, scorbutique et syphilitique circulant sous l'empire de tant de modifications diverses dans le sang d'un si grand nombre d'individus; — 16° l'abus du mercure et de la saignée;—17° l'usage du calomel administré

aux enfans, aux femmes et aux scrofuleux ;
— 18° les substances contraires et nuisibles
prises comme médicamens ; — 19° l'habitation
dans des lieux humides et étroits, dans des
allées, etc. ; — 20° la fréquentation des lieux
où la foule séjourne long-temps, tels que les
théâtres, les églises, les réunions publiques, les
salles d'anatomie, les bals nombreux, etc. ; —
21° un grand nombre de sépultures dans les
villes ; — 22° l'usage continuel d'huile, de
chandelles et de charbon de bois pour l'éclai-
rage et le chauffage dans des appartemens fer-
més, etc.

97. Il suit naturellement de là que, toutes
les fois que l'on désirera guérir la maladie, il
faudra commencer par changer ces habitudes ;
c'est un point indispensable, aussi souvent qu'il
sera encore temps d'y avoir recours.

98. Les causes spéciales sont intimement liées
avec les espèces particulières de consomption
qu'elles déterminent. Il serait superflu de les en
séparer. Je les présenterai donc ici dans un
exposé unique et commun aux unes et aux
autres.

99. Peu de médecins ont essayé jamais de
constater toutes les causes et toutes les espèces
de *phthisie*. Quoique j'aie soigneusement étudié
ce sujet, je ne me flatte pas d'avoir tout découvert ou tout observé, et cependant l'énuméra-

tion que je donnerai paraîtra peut-être prolixe ; mais c'est chose inévitable, et qui n'est nullement étrangère à la théorie curative de la maladie.

100. Quoique presque toutes les espèces revêtent à la fin les mêmes apparences et les mêmes symptômes , elles sont néanmoins très-différentes dans le principe, ou lorsqu'elles sont le plus faciles à guérir. Il est donc nécessaire de les distinguer au début , époque à laquelle elles exigent souvent des remèdes très- différens , et de les empêcher de parvenir à ce degré fatal , où leur aspect se confond sous la forme , commune à toutes , d'une affection invétérée.

101. On ne peut y parvenir qu'en observant et isolant les causes spéciales et les espèces, dont j'ai découvert un grand nombre à peine indiquées auparavant , et figurant dans l'énumération ou tableau suivant de soixante espèces ou variétés distinctes :

N° 1. *Phthisie catarrhale* ou consomption. — CAUSE : catarrhes du poumon négligés. C'est la plus commune de toutes les espèces ; dans les climats froids et variables , elle comprend une moitié ou un tiers du nombre total des cas. C'est la plus aisée à guérir.

N° 2. *Phthisie hémoptysique.* — CAUSE : crachement de sang ou hémoptysie négligée, ou rupture de quelques petits vaisseaux des poumons. La plus commune dans les climats chauds. Guérissable.

N° 3. *Phthisie scrofuleuse.* — Cause : affection scrofuleuse se fixant sur les poumons. La plus commune en Angleterre ; toujours accompagnée de tubercules dans les poumons, d'où elle a aussi reçu le nom de phthisie tuberculaire Elle exige un traitement particulier anti-scrofuleux. L'usage du mercure la développe et la rend presque incurable.

N° 4. *Phthisie scorbutique.* — Cause : scorbut négligé, ou disposition scorbutique gagnée en mer, ou par l'usage des viandes et poissons salés. Facile à guérir ; mais le mercure est pour cette espèce un poison mortel ; on la reconnaît à des taches livides et à de petites plaies sur la peau.

N° 5. *Phthisie syphilitique.* — Cause : syphilis, soit négligée, soit mal guérie, ou son virus modifié, transmis par les parens. Difficile à reconnaître, lorsqu'elle est déguisée par le temps ; mais des douleurs dans les os, de petites plaies douloureuses, des boutons, une espèce de gale et de teigne, et des éruptions blanchâtres et écailleuses sur la peau en sont les indices les plus ordinaires. La syphilis est peut-être la triste fille de l'ancienne lèpre modifiée par le temps et les habitudes, ou, d'endémique et extérieure, devenue sporadique et locale. C'est là seule espèce de *phthisie* dans laquelle le mercure puisse produire de bons effets.

N° 6. *Phthisie humorale.* — Cause : humeurs ou fluides morbifiques, sécrétions lymphatiques, se fixant sur les poumons. Très-commune en France. Facile à guérir en purifiant le sang.

N° 7. *Phthisie sanguine.* — Cause : réchauffement excessif du corps, épanchement de sang dans les poumons, intempérance, etc., plus rarement à l'état chronique que les autres espèces, souvent alarmante ; dans ce cas, la saignée pourrait peut-être être employée avec avantage.

N° 8. *Phthisie pleurétique.* — Cause : pleurésie et péripneumonie négligée ou mal guérie. Aisée à reconnaître et à guérir.

N° 9. *Phthisie dorsale.* — Cause : abus de la fréquentation des deux sexes. Très-aisée à reconnaître, lorsque les malades ne la cachent pas, et facile à guérir, à moins qu'on ne soit à la dernière extrémité.

N° 10. *Phthisie nerveuse.* — Cause : les passions, une application trop intense, ou un travail excessif d'esprit. A des rapports avec le spleen et l'hypocondrie. Point de fièvre, point de toux, mais dépérissement et maigreur graduelle. Facile à guérir.

N° 11. *Phthisie morale.* On lui donne sou-

vent le nom de *déclin*. — Cause : les passions,
l'amour, la nostalgie, les contrariétés, une
extrême sensibilité, etc. État fiévreux et toux,
indigestion et faiblesse. Guérissable difficile-
ment, lorsqu'elle se joint à un cœur brisé par
la douleur.

N° 12. *Phthisie dyspepsique*. — Cause : l'indigestion et les affections gastriques. Facile à
reconnaître. Guérissable, à moins qu'elle ne
soit invétérée.

N° 13. *Phthisie hépatique*. — Cause : vice de
la bile, affections du foie négligées, avec ou
sans la jaunisse. Elle exige un traitement particulier.

N° 14. *Phthisie mésentérique*. — Cause : des
obstructions. Rare.

N° 15. *Phthisie hystérique*. — Cause : la mé-
lancolie, l'hypocondrie, des convulsions. Facile
à guérir.

N° 16. *Phthisie atrophique*, ou *atrophie*. —
Cause : des saignées exagérées ou l'hémorra-
gie, des vomitifs ou des poisons violens, une
faiblesse excessive, la mauvaise nourriture, la
vieillesse, le marasme, la cachexie, etc. Facile
à guérir, excepté dans la vieillesse.

N° 17. *Phthisie lactéale*. — Cause : un allaitement forcé chez les nourrices, rare et facile à
éviter. Une autre espèce a pour cause l'interrup-
tion brusque de l'allaitement.

N° 18. *Phthisie puérile*, ou consomption des enfans. — Cause : l'inanition, le mauvais lait, ou une croissance trop rapide. Souvent rendue pire par un vice de sang ou des nourrices malsaines, et très-difficile alors à guérir.

N° 19. *Phthisie senile*, ou consomption de vieillesse. —*Marasmus senilis* de Gallen. Rarement guérissable; mais la vie peut être soutenue.

N°. 20. *Phthisie d'exhaustion.* — Cause : l'épuisement des forces, un travail excessif du corps ou de la voix, des sueurs abondantes, de grands efforts de la poitrine, etc. Facile à guérir.

N° 21. *Phthisie expectorale.* — Cause : une salivation et une expectoration surabondantes, par suite de mauvaise habitude, de l'usage du tabac ou du calomel. Rare.

N° 22. *Phthisie diabétique.* — Cause : un diabète excessif ou négligé, la diarrhée ou des évacuations surabondantes. Rare; difficile à guérir.

N° 23. *Phthisie fébrile.* — Cause : des fièvres négligées, la rougeole, la petite vérole. Rarement guérissable, si ce n'est dans son principe; mais se présente peu souvent.

N° 24. *Phthisie vermineuse.*—Cause : des vers dans le canal intestinal ou hors des poumons produisant le marasme, etc. Facile à guérir.

N°. 25. *Phthisie helmintique.* — Cause : des vers formés dans les poumons ou dans les bronches , tels que les hydatides et plusieurs autres, J'ai vu un ver particulier qui avait été expectoré, et auquel j'ai donné le nom de *siphometa pulmonaris*. Il avait été expulsé vivant des poumons, et je le conservai dans cet état deux jours dans l'eau. Le premier cas se présenta le 29 juin 1821. Il fut expulsé dans un accès violent de toux , par M. Coons de Lexington , dans le Kentucky, qui était attaqué de consomption , et soigné par le docteur Richardson , professeur à l'école de médecine établie par l'université. Un autre exemple s'offrit en 1822 dans le même lieu. Un insecte tout semblable fut rendu par un autre individu ; ce fut ce singulier animal qui attira le premier mon attention spéciale sur la consomption.

La figure de ce ver est représentée à la fin de cet ouvrage. Le corps, de forme oblongue , avait un pouce de long , tandis que la queue, qui en avait trois , était mince , tubulaire et percée , au bout, d'une ouverture. Il était mou, blanchâtre , ayant le dessus du corps couvert de dix anneaux , et à la partie inférieure douze paires de pattes bifurquées aux extrémités. La tête était petite , obtuse et mutique. Il paraît former un nouveau genre de la classe des annellides, ou vers proprement dits.

Les cas de consomption occasionés par des vers doivent être rares , puisqu'on possède si peu d'exemples de la présence de ces animaux dans le poumon. On peut les reconnaître à la sensation douloureuse que fait éprouver l'animal en rampant à l'aide de ses pattes acérées dans les poumons et dans le larynx. Ils occasionent de violens accès de toux, suivis d'une expectoration pituiteuse, etc. Un vomitif pourrait peut-être être avantageux pour aider à l'expulsion de tels vers, et la cure est ensuite aisée.

N° 26. *Phthisie hydropique.* — Cause : une hydropisie de poitrine négligée envahissant les poumons. Guérissable par absorption.

N° 27. *Phthisie pulvérulente.* — Cause : la poussière et des substances étrangères s'attachant aux poumons, et y formant des concrétions ou dépôts. Guérissable.

N° 28. *Phthisie vulnérale.* — Cause : des blessures négligées à la poitrine et des lésions organiques des poumons. Guérissable ; les blessures mêmes qui traversent les poumons par un coup d'épée ou par une balle se guérissent aisément.

N° 29. *Phthisie goutteuse.* — Cause : une goutte remontée ou un rhumatisme se fixant sur les poumons. Difficile à guérir ; mais se présente rarement.

N° 30. *Phthisie polypale.* — Cause : un polype ou excroissance se développant sur les poumons et engendrant l'asthme, etc. Difficile à guérir, mais très-rare.

N° 31. *Phthisie fistulaire.* — Cause : la formation d'une fistule dans les poumons ou la poitrine, accompagnée de vives souffrances. Difficile à guérir.

N° 32. *Phthisie vomicale*, ou abcès des poumons. — Cause : un abcès ou une vomique (quelquefois plusieurs) qui se forment dans les poumons et sécrètent des matières purulentes. Assez commune, douloureuse et rarement guérissable, si ce n'est par ma méthode, lorsqu'elle est employée de bonne heure.

N° 33. *Phthisie cancéreuse*, ou cancer des poumons. — Cause : la formation d'un cancer blanchâtre, parsemé de petits vaisseaux sanguins. Ne sécrète pas de pus comme l'abcès, mais cause des douleurs insupportables. Presque incurable ; cependant on peut en arrêter les progrès pendant plusieurs années, et la rendre moins douloureuse par un traitement particulier. Très-rare.

N° 34. *Phthisie mélanose.* — Cause : la formation dans les poumons d'un abcès noir et dur ou une espèce de carbonisation de cet organe. Peu douloureuse. Rare ; se présente ordinairement chez des vieillards. Difficile à guérir.

N° 35. *Phthisie milliaire.* — Cause : la formation dans les poumons de granulations cartilagineuses et transparentes. Rare. Guérissable.

N° 36. *Phthisie osseuse.* — Cause : l'ossifica-

tion partielle des poumons. Extrêmement rare;
incurable, mais peu douloureuse.

N° 37. *Phthisie cysteuse.* — CAUSE : la formation d'un cyste ou poche, contenant un fluide
vicié, blanchâtre ou jaune. Guérissable.

N° 38. *Phthisie granulaire.* — CAUSE : la
formation dans les poumons de petits calculs ou
de concrétions ordinairement calcaires, gyp-
seuses, squireuses, de la nature des varices, etc.
Rare.

N° 39. *Phthisie ulcéreuse.* — CAUSE : des
ulcères du poumon, blanchâtres, fétides et
gangreneux, sécrétant un pus fétide. Presque
incurable.

N° 40. *Phthisie métastasique.* — CAUSE : une
métastase purulente ou le déplacement de matières d'une partie du corps vers le poumon,
des sécrétions d'un ulcère, d'une fistule ou d'une
blessure.

N° 41. *Phthisie cutanée.* Occasionée par la
répercussion d'éruptions cutanées, telles que la
gale, les exanthèmes, les érésypèles, les dartres,
les varioles, etc.

N° 42. *Phthisie de compression.* — CAUSE :
l'habitude de se lacer trop serré; la compression
des poumons par une posture contre nature chez
les femmes, les tailleurs, les cordonniers, etc.
Guérissable.

N° 43. *Phthisie menstruelle.* — CAUSE : la

suppression des menstrues chez les femmes. Aisée à guérir.

N° 44. *Phthisie hémorrhoïdale.* — Cause : la suppression de l'écoulement hémorrhoïdal. Facile à guérir.

N° 45. *Phthisie fluxiale.* — Cause : la suppression de certains flux, la leucorrhée et autres. Très-rare.

N° 46. *Phthisie de la plique.* — Cause : la suppression de la plique polonaise. Connue seulement en Pologne, en Allemagne , en Russie, en Hongrie , etc.

N° 47. *Phthisie cérébrale.* — Cause : un état maladif du cerveau affectant tout à la fois et cet organe et les poumons. Guérissable.

N° 48. *Phthisie spinale.* — Cause : une inflammation lente de la moelle épinière. Très-rare ; difficile à guérir.

N° 49. *Phthisie séreuse.* — Cause : la présence d'un fluide séreux dans la poitrine et les poumons. Se reconnaît par l'expectoration. Guérissable. A beaucoup de rapports avec l'hydropisie de poitrine.

N° 50. *Phthisie pituiteuse.* — Cause : une affection flegmatique habituelle et la présence de la pituite dans le poumon.

N°. 51. *Phthisie muqueuse.* — Cause : une surabondance de mucus dans les poumons, d'où une expectoration épaisse et muqueuse. Facile à guérir.

N° 52. *Phthisie utérine.* — Cause : une connexion de l'état maladif de l'utérus et des poumons. Particulière aux femmes. Très-rare.

N° 53. *Phthisie asthmatique.* — Cause : les spasmes asthmatiques. Guérissable.

N° 54. *Phthisie de tabac.* — Cause : l'habitude exagérée de fumer ; assez fréquente. Facilement guérie, sitôt que cette habitude est suspendue.

N° 55. *Phthisie alcoholique.* — Cause : l'intempérance de l'usage des liqueurs spiritueuses ou alcoholiques, même du vin et du cidre pris avec excès. Se présente assez souvent. Guérissable lorsque les habitudes qui y ont donné lieu sont détruites ou modérées.

N° 56. *Phthisie cardiaire.* — Cause : des carditis ou maladies du cœur, se communiquant aux poumons, ou les comprimant. Difficile à guérir.

N° 57. *Phthisie trachéale.* — Cause : des ulcères à la trachée ou aux bronches, accompagnés de douleurs dans le cou. Rarement guérissable, à moins qu'elle ne provienne d'une source syphilitique.

N° 58. *Phthisie laryngée* — Cause : un état maladif du larynx, accompagné d'une altération dans la voix. Guérissable.

N° 59. *Phthisie rachitique.* Attaque les enfans noués, ou les individus d'un tempérament rachitique. Rarement guérissable.

N° 60. *Phthisie difforme.* — CAUSE : une conformation vicieuse des poumons et de la poitrine. C'est la seule espèce que l'on puisse considérer comme absolument incurable ; mais elle se rencontre rarement.

102. Après cet aperçu exact de tant de variétés de consomption, aucun homme raisonnable ne peut se persuader qu'un seul remède ou traitement puisse suffire à les guérir toutes : de cette considération découle la pratique sage d'adapter notre remède et notre traitement à chaque espèce, comme je l'ai fait et propose de le faire.

103. On doit aussi noter qu'il se présente souvent des cas complexes. Deux ou trois espèces se combinent souvent dans le même cas, comme dans la *phthisie catharrale hémoptysique et scrofuleuse.* Un traitement mixte est alors nécessaire.

## V. THÉORIE.

104. Avant d'entrer dans les détails de ma méthode curative, il n'est pas inutile de poser les bases de la théorie que je suis dans ma pratique. J'admets et prends pour guides les principes suivans.

105. Je reconnais avec Mascagni que les remèdes les plus efficaces contre la consomption doivent être cherchés dans l'aspiration de va-

peurs et d'émanations dont l'effet bienfaisant rétablisse les poumons à l'état sain.

106. J'admets avec Richerand que le corps humain est composé en grande partie de fluides contenant seulement un dixième de matières solides, puisque, par ses expériences, un corps pesant cent vingt livres fut réduit, par une dessiccation complète, à douze livres, et j'en conclus que la nourriture et les remèdes liquides offrent le plus de chances de succès.

107. J'admets aussi avec Lanthois que la base principale de toute méthode curative doit être de ranimer, fortifier, épurer et délayer les parties constitutives de notre organisation.

108. Je considère les poumons, le sang et la lymphe comme le siége primitif de la maladie; de là, elle attaque les tissus vasculaires, et insensiblement tous les autres organes vitaux.

109. L'expectoration offre une voie naturelle à l'expulsion des matières viciées, et la transpiration à celle des particules morbifiques les plus déliées : elles doivent être excitées toutes les deux afin de favoriser cette expulsion.

110. La consomption n'est pas une maladie incurable; mais les remèdes à y apporter doivent être principalement transmis aux poumons par la respiration ou l'aspiration.

111. Il n'y a que peu de variétés et de cas de consomption qui puissent déjouer les soins et

l'habileté du médecin, et même, dans ces circonstances, la vie peut être prolongée. Nous
avons vu un abcès des poumons durer trente
années, devenu ainsi une espèce d'écoulement
annuel, de cautère interne que la nature s'était
donné pour la durée de l'individu.

112. Les tubercules des poumons peuvent
se guérir par la cicatrisation ou par la réabsorp-
tion, et laissent alors un vide de forme creuse ou
fistuleuse. Les petits ulcères se guérissent par
l'aspiration.

113. Lorsqu'il n'y a ni tubercules ni ulcères
dans les poumons, l'épuration du sang et de la
lymphe amène le rétablissement de cet organe,
à quoi concourent aussi l'expectoration et l'aspiration.

114. La maladie, quoique procédant par
degrés insensibles, peut être divisée en plusieurs périodes marquées, qu'il est utile de distinguer et d'observer avec soin comme présentant des indications particulières, et exigeant
un régime et des remèdes très-différens.

115. Peu de médecins ont distingué plus de
deux périodes, l'affection naissante et la maladie
déclarée; quelques-uns en admettent trois en y
ajoutant l'occulte, et d'autres l'inflammatoire.
J'ai été à même d'en découvrir et d'en distinguer
dans presque tous les cas jusqu'à cinq que l'on
peut aisément apercevoir et reconnaître.

116. Ce sont : 1° la *naissante* ou *occulte* ; 2° la *fébrile* ou *inflammatoire* ; 3° la *déclarée* ou *purulente* ; 4° l'*hectique* ou *débile* ; et 5° le *typhus* ou période d'*extinction*, dernier degré d'aggravation ou de dissolution prochaine.

117. Les chances de vie ou de rétablissement sous l'influence du traitement le plus attentif et le plus habile, sont en proportion de la période dans laquelle la cure est entreprise. Ainsi, il y a neuf chances de guérison sur dix dans la première période, sept sur dix dans la seconde, cinq sur dix dans la troisième, trois sur dix dans la quatrième, et seulement une sur dix dans la cinquième ou dernière période.

118. L'indispensable nécessité de prendre le mal aussi tôt que possible est donc bien évidente ; mais les remèdes doivent être efficaces et administrés par des mains habiles, autrement les chances de vie deviennent très-précaires.

## VI. SYMPTÔMES.

119. Il n'y a que très-peu de symptômes généraux communs à toutes les espèces et à toutes les périodes de la maladie. Les plus généraux sont : 1° une toux habituelle ; 2° la maigreur ; 3° une expectoration viciée ; 4° des douleurs de poitrine, quelquefois affluence du sang ou cha-

leur fébrile aux mains, aux pieds et aux joues.

120. Chaque variété particulière de consomption a, dans le principe, différens symptômes
plus ou moins analogues à ceux de la maladie
qui l'ont déterminée ; mais à mesure que le mal
fait des progrès, ils se transforment graduellement dans les symptômes communs de fièvre
hectique, de sueurs froides, d'expectorations
purulentes, d'une grande faiblesse, de diarrhées
démesurées.

121. Les principales espèces se distinguent
par quelque symptôme particulier. Ainsi la
consomption *catarrhale* est accompagnée de
fluxion ; l'*hémoptyque*, de crachement de sang ;
la *scrofuleuse*, de tumeurs et de grosseurs ex-
térieures ; la *scorbutique*, de taches à la peau, de
boutons et de furoncles ; la *syphilitique*, d'ulcères et de teigne ; la *dorsale*, d'une chaleur
cuisante ; la *dyspepsique*, d'indigestion ; la *vomicale*, de crachement de pus ; la *pituiteuse* et
la *muqueuse*, de maux de tête et d'expectorations plus ou moins abondantes, etc.

122. La *trachéale* a quelques symptômes
tout particuliers, tels que des maux de gorge, des
douleurs au sternum, une espèce de sifflement,
des crachats clairs, etc. La *nerveuse* n'a ni fièvre
ni toux, mais est accompagnée d'une grande
maigreur ; elle peut traîner vingt ans. La *fébrile* prend bientôt le caractère typhode. La

*vermineuse* ou *helminthique,* présente des indices de vers. La *mélanose* est accompagnée d'une expectoration foncée ou noirâtre, etc.

123. L'état du poumon est ordinairement constaté par les crachats. Il est malade lorsqu'ils sont trop glaireux, trop peu ou trop abondans, trop semblables à de l'écume ou à du mucus. Il est plus attaqué lorsqu'ils deviennent colorés et purulens, jaunâtres ou verdâtres, avec des filets de sang ou des taches noirâtres. Les crachats scrofuleux sont souvent gélatineux et semblables à une huître.

124. Le pus se distingue de la salive et du mucus en ce qu'en le plongeant dans l'eau, il se colore ; il indique une suppuration des poumons, ou la formation d'ulcères, de vomiques et autres plaies.

125. Lorsque le pus ou une matière purulente se forment dans les poumons, ils sont en partie absorbés par le sang, lequel en est altéré, devient pâle, jaune ou noir, et, plus ou moins vicié ou corrompu, porte la maladie dans tout le système : les suites sont la maigreur, des sueurs froides et une fièvre hectique.

126. Toutes les impuretés qui existent primitivement dans le sang sont portées au poumon par la circulation, et, à moins qu'elles ne soient expulsées par la transpiration, elles s'y fixent, et de là naissent les diverses espèces

d'altérations et de concrétions de cet organe :

127. Les aggrégations de symptômes varient d'espèce, de nombre et d'intensité, car à peine s'il se présente jamais deux cas parfaitement semblables dans le principe. Ces symptômes croissent en nombre et en violence à mesure que le mal fait des progrès, et enfin les plus funestes se découvrent ; ce sont : 1° l'expectoration de sang corrompu et de pus ; 2° des diarrhées séreuses, bilieuses et sanguinolentes ; 3° l'altération de la voix ; 4° les doigts et le nez effilés ; 5° les ongles recourbés ; 6° la chute des cheveux ; 7° la difficulté d'avaler ; 8° une fièvre hectique typhode ; 9° une grande faiblesse, etc.

128. Ces symptômes déplorables, quoique ils ne se trouvent pas toujours réunis, indiquent la dernière période de la maladie ; à cette époque l'espérance semble abandonner les malades, ils se sentent mourir.

129. Dans la période première ou naissante, les symptômes de la maladie sont : 1° une toux forte ou sèche ; 2° une expectoration tenue et écumeuse ; 3° des douleurs dans la poitrine ; 4° les urines troubles ; 5° trouble dans les intestins ; 6° bourdonnement d'oreille ; 7° la peau sèche, etc. C'est alors qu'il est aisé de guérir le malade.

130. La seconde période, ou l'inflammatoire, offre de plus les symptômes suivans : 1° rougeur

fébrile des joues, principalement après les repas; 2° chaleur à la paume des mains et aux
pieds; 3° mouvemens fébriles; 4° urines échauf-
fées; 5° constipation; 6° filets de sang dans les
matières expectorées, ou atteintes d'hémoptysie;
7° insomnie, transpirations nocturnes, etc.

131. Dans la troisième période, ou maladie
déclarée, commencent à paraître : 1° les crachats
colorés ou scrofuleux; 2° un commencement de
fièvre hectique; 3° la fréquence des sueurs
froides; 4° des accès très-fatigans de toux le
matin; 5° le manque d'appétit; 6° les urines colorées, les diarrhées accidentelles; 7° le vermillon
se fixe aux joues, la maigreur fait des progrès,
les traits s'allongent, etc.

132. La quatrième période, ou l'hectique, a
pour caractères : 1° une fièvre hectique ou lente
constante; 2° aggravation de tous les symptômes
précédens; 3° diarrhées fréquentes ou conti-
nuelles; 4° dégoût des remèdes; 5° expectoration purulente; 6° grande faiblesse; 7° difficulté de respirer; 8° froid à la tête ou aux
pieds, etc.

133. Ainsi ces cinq périodes, quoique se con-
fondant quelquefois en partie, sont bien carac-
térisées, et peuvent être facilement constatées
pour fournir les moyens d'employer les remèdes
et le régime qui conviennent à chacune. La durée de chaque période dépend de la violence

des causes agissantes, et de la convenance des remèdes et du régime adoptés.

134. Un état de convalescence dû à l'influence de ceux-ci, se reconnaîtra aisément à la disparition graduelle des symptômes ; cependant, comme dans toutes les maladies chroniques, le soulagement est, non-seulement gradué, mais d'une lenteur fatigante ; il y a souvent alternation ou retour de quelques symptômes.

135. La consomption, comme les fièvres, présente des rechutes, contre lesquelles il faut se garder : elles n'arrivent guère que par négligence et par de graves imprudences. On les reconnaît au retour des mauvais symptômes, et on doit tout d'abord en arrêter les progrès.

## VII. REMÈDES.

136. On peut diviser les remèdes en *spécifiques, actifs, utiles, palliatifs* et *auxiliaires.* Auprès de ces cinq classes de remèdes avantageux, on doit en faire figurer cinq autres, qui en sont la contre-partie ; ce sont les substances *précaires, superflues, contraires, pernicieuses,* et enfin celles qui sont de vrais *poisons* dans la consomption.

137. J'entends par spécifique, un remède spécialement et exclusivement adapté à cette

maladie, et nullement une substance ou un remède unique qui la guérisse dans tous les cas et dans toutes les circonstances, ou seul et sans aucun autre secours.

138. On chercherait en vain dans la nature un spécifique général contre la consomption. Les remèdes composés, eux-mêmes, ne peuvent jamais offrir rien de semblable. Ceux que l'on offre sous ce titre sont des attrapes et des duperies de charlatans et d'empiriques.

139. L'Angleterre et l'Amérique abondent de ces spécifiques empiriques vendus par des charlatans ignorans et inexpérimentés qui ne connaissent ni les substances qu'ils emploient, ni la manière de les appliquer à propos à l'immense variété des cas.

140. Mais comme les médecins confessent leur incapacité pour la guérison de cette maladie, ou, lorsqu'ils l'entreprennent, ne réussissent pas mieux que les charlatans, le peu de secours qu'on a à attendre d'eux a mis les spécifiques de ces derniers en crédit ; et, en effet, ils en ont souvent obtenu de meilleurs effets que du calomel, de la saignée, de la digitale, de l'acide prussique, de l'antimoine, et des vomitifs ; remèdes actifs tant vantés par la faculté, et qui sont si souvent inefficaces ou nuisibles.

141. Le baume de miel avait autrefois une grande vogue comme spécifique de ce genre ;

mais il fut bientôt reconnu trop échauffant et trop stimulant, et par conséquent non sans inconvénient. Il en fut de même des gaz oxygénés du docteur Beddoes, attendu que l'oxygène est lui-même un stimulant très-actif.

142. On vend aux États-Unis beaucoup de *spécifiques indiens* qui ne sont que des duperies de nom et de fait, puisque nos Indiens n'ont point de semblables spécifiques, mais possèdent seulement des palliatifs de la maladie, dont ils réussissent rarement à se guérir.

143. Ces spécifiques si vantés sont principalement composés de plantes calmantes ou pectorales, la *digitale*, la *sanguinaire*, le *marrube*, l'*estragon*, la *serpentaire*, la *douce-amère*, etc., qui sont toutes incapables de produire l'effet si vanté; et c'est encore très-heureux quand il n'y entre pas des substances pires, telles que le *lobélia*, l'*arsenic*, l'*acide prussique*, le *sublimé*, et autres poisons.

144. Quelquefois on fait revivre d'anciens spécifiques tombés en désuétude. C'est ce qui est arrivé dernièrement pour l'*hépatica*, que l'on a long-temps regardé comme efficace dans les maladies du foie, et qui est un palliatif doux dans les consomptions hépatiques et mésentériques; mais qui, seul, est tout-à-fait insuffisant pour guérir parfaitement cette maladie, et, à plus forte raison, les autres espèces.

145. Ce fut la considération de ces tromperies qui me fit long-temps hésiter avant de me hasarder à annoncer et à proposer publiquement le PULMEL, quoique ce soit tout autre chose. C'est, en effet, un spécifique, mais non pas exclusif, et plutôt un remède officinal composé de plusieurs substances végétales actives, la plupart nouvelles ou peu connues avant que je les eusse employées, et auxquelles je n'attribue même pas la vertu de guérir tous les cas.

146. Par leur combinaison, on réunit toutes les qualités les plus importantes qu'exige un remède contre la phthisie pour être efficace. Celui-ci est tonique, rafraîchissant, altérant, calmant, désobstruant, pectoral, antiscrofuleux, balsamique, adoucissant, etc.; et cependant je ne m'en rapporte pas exclusivement à ses effets, et je conseille toujours d'employer en même temps tous les auxiliaires et les précautions les plus efficaces.

147. Je ne puis m'appesantir sur la multitude des remèdes qui ont été employés ou peuvent être employés contre la phthisie. Je me contenterai de faire mention des principales espèces de chaque classe. C'est un sujet sur lequel je pourrais dire beaucoup de choses; mais je ne puis à présent m'expliquer aussi complètement que je le désirerais.

148. Les remèdes *spécifiques* employés autre-

fois ou de nos jours contre la phthisie, paraissent être : 1° les émanations des vaches; 2° le gaz acide carbonique; 3° les vapeurs balsamiques; 4° les tanneries; 5° le changement d'air et de climat; 6° les fumigations de goudron; 7° le lichen d'Islande; 8° le bouillon pectoral; 9° le bouillon de vipères; 10° des sirops pectoraux; 11° des tisannes pectorales; 12° les linimens toniques des Français, etc.

149. A ces spécifiques, qui sont cependant loin de guérir dans tous les cas, j'en ai ajouté trois qui réussissent souvent tout aussi bien, et même mieux : 1° le pulmel à prendre à l'intérieur; 2° le même pour l'aspiration; 3° l'émanation de tan nouveau.

150. Parmi les remèdes actifs, se trouvent : 1° la glace; 2° l'antimoine; 3° tous les toniques; 4° la digitale; 5° la sanguinaire; 6° les frictions toniques; 7° les bains mixtionnés; 8° l'acide pyroligneux; 9° la myrrhe; 10° le soufre; 11° le lait; 12° le chocolat, etc. On peut encore y ajouter la *scrofulaire*, dans l'espèce scrofuleuse; la *lycope*, dans l'hémoptysie, etc.; outre plusieurs autres découverts par moi, et l'*ulmus fulva*, ou écorce d'orme, dans la diarrhée.

151. Les remèdes utiles sont très-nombreux : 1° le fer; 2° l'écorce d'oranger; 3° l'acide citrique et l'acide tartarique; 4° le storax; 5° le benjoin; 6° la cire; 7° les amandes; 8° les rai-

sins frais et secs; 9° les dattes; 10° le ginseng;
11° le sucre et le miel; 12° l'arrow-root; 13° la
réglisse; 14° l'althœa; 15° le marrube; 16° les
bains; 17° les frictions; 18° l'exercice; 19° le
travail; 20° un régime nourrissant; 21° le sola-
num dulcamara ou douce-amère; 22° l'azalie et
la salsepareille; 23° l'hépatique; 24° l'asclépiade
tubéreuse; 25° le géum; 26° le houblon; 27° le
copahu; 28° l'encens, etc.

152. Les palliatifs qui déguisent plutôt qu'ils
ne guérissent la maladie, sont : 1° la saignée;
2° l'opium; 3° les baies de genièvre; 4° la laitue
et la chicorée; 5° la rhubarbe; 6° les purgatifs;
7° le sel; 8° les rubéfactions; 9° les emplâtres;
10° le moxa et les révulsifs; 11° les vésicatoires;
12° les injections; 13° le nitre; 14° l'acide sulfurique; 15° presque tous les astringens; 16° les
cordiaux; 17° l'acide prussique; 18° plusieurs
pectoraux, etc. On devrait abandonner ces remèdes dans la pratique pour y en substituer de
meilleurs.

153. Les remèdes auxiliaires sont ceux qui
aident à l'effet d'autres plus puissans. Ce sont :
1° la bonne nourriture; 2° le mouvement; 3° les
rafraîchissans; 4° les émolliens; 5° la squine; 6° la
saponaire; 7° le tussilage; 8° la gomme arabique;
9° l'arnica; 10° le glechoua; 11° le sassafras;
12° le cresson d'eau; 13° le beccabunga;
14° l'orge; 15° le riz; 16° le salep et le sagou;

17° le tolu; 18° le camphre ; 19° les bains chauds aromatisés; 20° le vinaigre ; 21° les conserves de fruits ; 22° les gelées; 23° la conserve de roses; 24° les sirops ; et 25° les boissons fermentées douces, etc. Ces listes nombreuses renferment naturellement plusieurs remèdes équivalens qui peuvent être substitués les uns aux autres.

154. Ainsi nous ne manquons pas de remèdes; mais la manière de les appliquer et l'à-propos constituent un art difficile à acquérir et à pratiquer. On rencontre quelquefois, et chez les médecins et chez les malades, une ignorance et une négligence égales des deux côtés. Ceux qui n'ont pas le désir ni ne s'embarrassent de guérir ou d'être guéris, sont naturellement hors de la question. Ceux qui ne sont pas aussi indifférens doivent être attentifs et prudens.

155. Il est urgent aussi qu'ils connaissent les substances et les habitudes nuisibles qui doivent être évitées dans la phthisie. Les plus funestes, ou celles que l'on peut considérer comme autant de *poisons*, sont : 1° le mercure et le calomel dans toutes les espèces, excepté dans la *syphilitique* ; 2° l'alcohol et toutes les liqueurs spiritueuses ; 3° le tabac, sous toutes les formes ; 4° les gaz délétères ; 5° le lobelia et les vomitifs violens ; 6° l'arsenic ; 7° les fumées épaisses et les poussières sèches, etc. Tout le monde convient, à l'exception des ivrognes, que les li-

queurs fortes sont toujours pernicieuses; mais beaucoup de personnes soutiennent le contraire du tabac et du mercure. Cependant le tabac produit les mêmes inconvéniens et les mêmes indispositions d'intempérance, telles que la soif, l'étourdissement, l'ivresse, les vertiges, les nausées, la léthargie, l'asthme, la dyspepsie, la diarrhée, l'apoplexie, l'épilepsie, les maladies du foie, et la consomption; il altère la salivation, les dents et l'estomac.

L'usage et l'abus du mercure ne sont pas moins nuisibles. Une salivation surabondante, une bouche ulcérée, l'haleine fétide, les dents pourries, les crampes, en sont les conséquences ordinaires : les cheveux tombent; les yeux, la carnation et les membres deviennent mollasses et douloureux; les glandes s'obstruent; des ulcères mercuriels se forment, etc. Administré aux femmes et aux enfans, il altère souvent leur conformation, et exerce sur eux de grands ravages.

156. Les *pernicieuses* sont : 1° l'air froid; 2° l'encombrement des appartemens ; 3° les viandes salées; 4° le poivre; 5° de grands travaux de corps ou d'esprit; 6° les cantharides; 7° le chant ou la déclamation; 8° des vêtemens trop légers, etc.

157. Les *nuisibles* sont : 1° la saignée trop abondante; 2° les vésicatoires fréquens; 3° les veilles;

4° des passions désordonnées, particulièrement l'amour, la colère et la douleur; 5° l'habitude de manger des viandes grasses; 6° les substances confites dans le vinaigre; 7° les fruits avant leur maturité; 8° les poissons salés, etc.

158. Les substances *superflues*, et par conséquent presque nuisibles, sont : 1° les concombres; 2° le gingembre et les épices; 3° le thé et le café; 4° la ciguë et les autres narcotiques; 5° la bière et le porter; 6° le cidre; 7° le persil; 8° le fromage, et.

159. J'entends par substances ou habitudes *précaires*, celles qui ont rarement l'effet qu'on leur attribue. De ce nombre sont : 1° tous les remèdes actifs; 2° plusieurs teintures; 3° les voyages sur mer; 4° l'exercice du cheval; 5° le port de flanelle; 6° l'usage du charbon de bois; 7° l'éther; 8° les eaux minérales; 9° la saignée; 10° les sangsues et les ventouses.

160. L'exposé ci-dessus des substances et des habitudes favorables ou contraires dans la phthisie, peut servir à guider à la fois les malades et les médecins attachés aux familles; mais je leur recommande surtout d'user de jugement et de discernement, et de se défaire des préjugés et des abus anciens ou nouveaux dans la marche et le traitement qu'ils adopteront.

161. Ce point est absolument essentiel pour diminuer l'extension ou la malignité de cette

maladie, et détruire ainsi graduellement cette circulation perpétuelle d'une prédisposition héréditaire, qui est maintenant le fléau de notre pays, et qui exerce d'autant plus ses ravages, que notre climat variable et nos hivers glacés rendent les rhumes et les catharres presque inévitables.

## VIII. RÉGIME.

162. Les remèdes seront de peu d'effet sans un régime convenable ; et la phthisie, plus encore que toute autre maladie, exige beaucoup sur ce point, parce que la mauvaise nourriture et les liqueurs nuisibles contribuent beaucoup à la faire naître et à la propager.

163. Le régime que je préfèrerais serait très-différent de nos habitudes ordinaires; mais comme des changemens soudains de cette espèce ne sont pas toujours praticables ni agréables, j'accorde une grande latitude sous ce rapport.

164. Ce n'est pas ce que nous mangeons, mais ce que nous digérons bien qui profite et nourrit le corps; on peut, par conséquent, permettre tout ce qui est du goût du malade, et qu'il digère facilement, même le jambon, les saucisses et les harengs, à moins qu'une disposition scorbutique ne prescrive le contraire.

165. Je rejette entièrement le plan de triompher de la fièvre hectique en affaiblissant le corps par la diète. Ce système a fait on ne peut plus de mal en amenant une faiblesse excessive ou un état prématuré de maigreur ou d'inanition, qui conduit droit à la mort aussi certainement que la phthisie elle-même.

166. Je divise tous les alimens, tant solides que liquides, en trois classes : 1° alimens les plus convenables aux pulmonaires; 2° alimens sains; 3° alimens malfaisans. Quoique je conseille de faire usage de préférence de la première classe, je ne défends aucun de ceux qui sont contenus dans la seconde, s'il s'y en trouve que les malades aiment, ou auxquels ils soient habitués; tandis que je maintiens qu'ils se feront mal, et retarderont ou empêcheront leur rétablissement, s'ils font usage de la troisième classe.

167. Je donnerai trois listes de ces trois classes, et je laisserai le choix aux malades, selon leur goût ou leurs facultés. La première et la seconde liste sont assez copieuses pour satisfaire tout épicurien un peu raisonnable, et je les avertis d'éviter, autant que possible, la troisième, s'ils mettent quelque prix à la santé et à la vie.

## 168. PREMIÈRE LISTE.

*Alimens les plus convenables au régime à suivre
dans la phthisie.*

Le bouillon,  
Les huîtres,  
La moelle,  
Les raisins nouveaux,  
Le sucre,  
Les oignons,  
Le vermicelle,  
Les pigeons,  
Les figues,  
La tortue,  
La laitue,  
Le pain,  
Les gelées,  
Les amandes,  
Le chocolat,  
L'hydromel,  
Les fraises,  
Les confitures,  

La soupe,  
La cervelle,  
L'agneau,  
Les raisins secs,  
Le lait,  
Le riz,  
De jeunes volailles,  
Les flans,  
Les pruneaux,  
Les grenouilles,  
Le sagou,  
Les rôties,  
Les dates,  
La crême,  
La limonade,  
Les oranges,  
La bière de sapin (1),  
Les conserves.  

## 169. DEUXIÈME LISTE.

*Alimens sains.*

**Poisson frais,**　　　　**Veau,**

(1) *Spruce-Beer,* espèce de bière préparée avec des branches de sapin,
et usitée en médecine.

Mouton,

Langues,

Volailles,

Perdrix,

Tête de veau,

Venaison,

Puddings,

Oseille,

Sarrasin,

Pommes de terre et navets,

Tomates,

Fruits cuits,

Mûres de ronce,

Bœuf tendre,

Lapins ,

Écureuils,

Miel,

Vole-au-vent de poulet,

Tartes,

Épinards,

Potiron,

Orge,

Gâteaux et pâtisseries,

Carottes et panais,

Melons,

Asperges,

Pois verts , etc.

J'y ajoute le sel, le beurre et la graisse. On doit user aussi peu que possible du thé, du café et du porter.

## 170. TROISIÈME LISTE.

*Alimens mal sains et pernicieux.*

Les viandes dures,

Les viandes salées,

Choucroute,

Écrevisses de mer,

Fromage,

Epices,

Concombres crus,

Viandes peu cuites,

Bœuf salé,

Viandes fumées ,

Crabes,

Boudin,

Gingembre,

Champignons,

Eau-de-vie de genièvre, Eau-de-vie,
Punch, Vin de Madère,
Viandes trop grasses, Poisson salé,
Poisson fumé, Porc frais,
Poivre, Cornichons et autres ali-
Rhum, mens marinés,
Whiskey ( liqueur spi- Fruits crus, noisettes.
ritueuse),

171. Ce sont là les règles générales. Il serait fastidieux d'entrer dans tous les détails et tous les cas particuliers. Il en est où certains alimens deviennent plus nécessaires; ainsi les acides, le cresson d'eau, le céleri, les choux et les herbages sont exigés dans la phthisie *scorbutique* et la *scrofuleuse;* tandis que dans la *senile,* la *mélanose* et la *nerveuse,* le chocolat, les cordiaux doux et les gelées sont très-favorables.

172. Comme principe fondamental, il est essentiel de ranimer et de bien nourrir le corps au lieu de l'affamer et de diminuer l'embonpoint et le sang, et de viser à le fortifier plutôt qu'à l'affaiblir. Je ne prétends pas dire que le malade doive manger beaucoup; mais il doit manger ce qui flatte le plus son goût, et peut nourrir le corps.

173. Les repas trop copieux ou trop nombreux ne valent rien, parce qu'ils chargent et affaiblissent l'estomac. Deux repas par jour, le matin et le soir, conviendraient mieux, parce

qu'ils donneraient aux remèdes pris dans l'intervalle le temps d'opérer ; mais si les malades préfèrent trois ou quatre repas à quatre heures de distance, on peut le leur permettre.

174. Il est souvent utile de mixtionner les alimens et les boissons ou de mêler les remèdes que l'on désire faire prendre dans les bouillons, le lait, le chocolat, la limonade, le vin, etc., que prennent les malades. Cette méthode est si avantageuse que je l'ai adoptée.

## IX. CURE.

175. Un plan de guérison, pour être complet et parfait, doit embrasser cinq ordres de règles : 1° les règles générales ; 2° les règles pour chaque période de la maladie ; 3° pour chaque espèce particulière ; 4° pour chaque symptôme distinct ; 5° pour la convalescence. Ce plan est si vaste, que bien des médecins n'y ont jamais pensé.

176. Parmi les nombreuses méthodes de guérison qui ont été adoptées jusqu'à nos jours, j'en remarquerai deux comme les plus généralement répandues, et auxquelles on peut donner les noms de méthode française ou douce, et méthode anglaise ou violente.

177. La méthode française a long-temps dominé en France, en Italie, en Allemagne, en

Espagne, etc. ; elle considère la maladie comme souvent curable, et emploie des remèdes doux, les toniques, les pectoraux, les balsamiques, les diaphorétiques, les restaurans, etc.; elle saigne, mais rarement; elle prescrit le lait, les bouillons, les tisanes, des sirops, des fumigations, des injections, etc.; quelques-uns de ses anciens remèdes sont assez bizarres : ce sont le fiel de bœuf, le lait d'ânesse, le bouillon de vipère, les grenouilles et les limaçons.

178. La méthode anglaise, ou violente, considère la maladie comme à peu près incurable, parce qu'elle la rend telle; elle domine en Angleterre, dans les colonies anglaises, et aux États-Unis. Elle emploie la saignée et les vésicatoires, les calmans, la diète, les vomitifs, les altératifs (remèdes qui opèrent insensiblement), les narcotiques, le mercure, l'antimoine, l'arsenic, la ciguë, la squine, etc.; et elle épuise ainsi ou accable d'inanition les malades.

179. Nous flottions entre ces deux extrêmes, lorsque Lanthois introduisit récemment en France une théorie et une pratique perfectionnées, qui offrent de très-heureux résultats. Il emploie principalement les désobstruans, les dépuratifs et les toniques; fait usage des bains mixtionnés et des frictions, des bouillons et des sirops. La méthode française s'est certainement perfectionnée entre ses mains.

180. Je voudrais pouvoir en faire autant de notre méthode anglaise ; mais elle est si vicieuse, que j'en désespère. J'ai donc poussé plus loin le perfectionnement des deux méthodes françaises, l'ancienne et la nouvelle ; et, ajoutant de nouveaux remèdes héroïques à une méthode progressive et perfectionnée, je me suis hasardé à frayer une nouvelle voie, et j'ai vu mes efforts couronnés d'un grand succès.

181. Ma méthode n'est pas simple, puisqu'elle s'adapte au tempérament et aux habitudes des malades, à la forme et aux variétés de la maladie, exigeant ainsi beaucoup de latitude dans les moyens et les remèdes à employer.

182. Les détails du plan que je suis sont nombreux ; j'en donnerai une esquisse aussi claire que possible.

Les principales règles générales ont d'abord pour objet les exigences de chaque tempérament. Ainsi le *bilieux* demande souvent des remèdes hépatiques et cathartiques ; le *nerveux*, les antispasmodiques et les calmans ; le *mélancolique* doit être égayé ; le *colérique* être adouci ou traité avec ménagement ; le *sanguin* exige les réfrigérans, la glace, et même la saignée ; le *flegmatique*, les acides, le café et l'exercice ; tandis que le *lymphatique* veut être traité par les dépuratifs, les frictions, les désobstruans, et les antiscrofuleux, etc.

183. On doit ensuite se conformer aux règles générales suivantes :

*Première règle.* Le mouvement est indispensable, si ce n'est lorsque la faiblesse est trop grande, ou dans la dernière période. On entend par là le changement de place, la promenade, le cheval, l'escarpolette, et toute sorte d'exercice modére.

184. *Seconde règle.* On doit chercher à obtenir un sommeil régulier ; la propension à la paresse, à l'indolence, l'assoupissement ou l'insomnie, doit être combattu.

185. *Troisième règle.* Les passions, les méditations profondes, les inquiétudes, doivent surtout être évitées ; la modération est nécessaire en tout, même dans la conversation. Tous les excès ont des conséquences fatales.

186. On ne doit ni défendre le mariage, ni séparer les personnes mariées ; la prédisposition héréditaire, quoique fréquente, n'est pas, heureusement, toujours communiquée ou développée ; mais tout excès doit être évité avec soin.

187. L'air froid, ou plutôt les changemens soudains du chaud au froid, ou même du froid au chaud, doivent être évités. On peut porter du coton, de la laine, ou des fourrures (sur la poitrine principalement), pour prévenir le mauvais effet de ces transitions, si elles sont inévi-

tables, ou pour tenir la poitrine , sinon tout le corps , à une température égale.

188. On doit avoir recours au changement d'air et d'occupation, lorsqu'on peut se procurer mieux ; mais il faut éviter de quitter ce que l'on a pour quelque chose de pire. Les villes doivent être préférées à la campagne, parce que l'air y est moins froid et moins vif; on y est aussi mieux pour les secours et les remèdes. On doit rejeter les voyages sur mer, parce que l'air de cet élément est trop acéré, et qu'on y manque d'un régime et des soins convenables , etc.

189. Un travail modéré, une société aimable, des diversions saines, un avenir riant, et un caractère gai, sont autant de circonstances qui conduisent à un état du corps et de l'esprit propre à favoriser la guérison.

190. *Huitième et dernière règle.* Les moyens directs de guérison sont les bouillons mixtion-nés , les soupes, le lait, le chocolat, les sirops , les cordiaux, la limonade, etc. ; de même que l'aspiration, les fumigations, les frictions, les bains , outre un régime bon et sain. Il est bon aussi de rendre les remèdes agréables au goût et à l'odorat, et de les alterner.

191. Les règles concernant les cinq périodes de la maladie , sont, pour la première, ou pé-riode *naissante :*

1° De combattre la disposition principale ou les causes qui engendrent la maladie ;

2° De faire usage de purgatifs modérés, de soufre, de rhubarbe, et autres laxatifs doux, mais non de calomel ;

3° D'user de toniques et de stomachiques doux, le fer, la gentiane, etc. ;

4° De purifier le sang par des dépuratifs, la douce-amère, l'eau émétisée ;

5° De commencer les lotions mixtionnées, les bains, les frictions ;

6° De prendre des alimens nourrissans, avec du bouillon, du lait et du chocolat ;

7° De faire usage du pulmel intérieurement.

192. Dans la seconde période, ou période *inflammatoire*, il faut :

1° Écarter tout ce qui peut accroître l'inflammation et produire la suppuration ;

2° User des calmans à petites doses, pour calmer le système et modérer la chaleur ;

3° Employer les diaphorétiques pour la transpiration ;

4° Les pectoraux, pour modérer la toux et faciliter l'expectoration ;

5° Des purgatifs doux contre la constipation ;

6° Abandonner le lait, et tout ce qui peut occasioner la fièvre hectique ;

7° Les réfrigérans et les acides s'emploient

avec succès, la glace surtout, intérieurement et extérieurement;

8° Le régime doit être modéré, et non pas échauffant;

9° On peut avoir dans les appartemens de l'écorce de tan. On doit continuer l'usage du pulmel intérieurement, et commencer à l'employer pour l'aspiration.

193. Dans la troisième période, ou *phthisie déclarée*, il faut :

1° Continuer l'usage des réfrigérans, des calmans, des diaphorétiques, etc. ;

2° Reprendre le lait, si on l'aime ;

3° Commencer les fumigations balsamiques ;

4° Augmenter le tan ;

5° Les bouillons pectoraux deviennent essentiels ;

6° Les toniques sous toutes les formes, le lichen, le prunier, la virginiana, le quinquina, la myrrhe, etc., dans les alimens, les boissons, les bains, les frictions, les injections, etc.

7° Commencer l'usage d'astringens doux ;

8° Régime *ad libitum*, mais principalement liquide ;

9° Aspirer et boire le pulmel.

194. Dans la quatrième, ou période *hectique*, il faut :

1° Faire usage des toniques, des astringens doux, des restaurans, etc. ;

2° Pousser à l'absorption des matières purulentes ;

3° Purifier le sang, et en expulser les impuretés par la transpiration ;

4° Soigner attentivement les intestins par des frictions, des injections et des révulsifs d'une nature douce ;

5° Ne pas épuiser les forces par des remèdes inutiles ou fatigans ;

6° Les soutenir, au contraire, et prévenir la faiblesse par tous les moyens ;

7° Varier la nourriture de manière à satisfaire les goûts et les appétits ;

8° Faire usage de bons consommés avec des ingrédiens toniques et pectoraux ;

9° C'est à cette époque que l'aspiration du pulmel et les émanations du tan deviennent très-importantes.

195. Dans la cinquième période, ou la *typhode* :

1° L'objet qu'on doit avoir en vue est de soutenir la vie, et s'il y a assez de force, de la sauver.

2° Le lait devient inutile.

3° Il faut y substituer de bons bouillons et d'excellente soupe, et les faire servir de véhicule aux médicamens.

4° Éviter tout ce que l'estomac des malades repousse, et y substituer ce qui peut lui plaire.

5° Soutenir la vie par des vins légers, et même par des cordiaux doux.

6° Employer les restaurans, les toniques et les balsamiques les plus héroïques, de manière à déterminer une crise.

7° Prévenir ou arrêter la diarrhée s'il est possible.

8° Procurer du repos et du sommeil par les soporifiques les plus doux.

9° Administrer le pulmel dans un vin doux, et le faire aspirer dans du vin chaud.

196. Les principales règles pour chaque variété de consomption sont :

1° De régler la pratique, le traitement et les remèdes de chacune, de manière à combiner ce qui est nécessaire à chaque espèce avec les règles générales déjà tracées;

2° D'augmenter, de varier ou de diminuer le régime ou la nourriture, selon que l'exigeront la complication des cas ou les cas particuliers. Je me contenterai d'en fournir quelques exemples.

197. La consomption *scrofuleuse* exige l'emploi additionnel des meilleurs topiques antiscrofuleux contre les tumeurs du cou, etc.; de plus, la glace, la scrofulaire, la nervière, la meilleure nourriture, etc.

198. La *pituiteuse* et la *céphalitique* exigent du vin et des bois aromatiques, l'absynthe, la

sauge, la rue, la centaurée, des lotions de vinaigre aux pieds, le port du bonnet garni de sel, etc.

199. La syphilitique exige le mercure, le gaïac, la salsepareille, la styllingia, etc.

200. La *scorbutique* demande les acides et les végétaux antiscorbutiques frais ; la *dorsale*, des toniques et principalement des nutritifs ; la *nerveuse* et l'*hystérique*, les antispasmodiques, les émolliens et les voyages ; la *granulaire* et la *milliaire*, l'usage du safran, des acides carboniques et pyroligneux, des narcotiques, etc.; la *cancéreuse* exige la cigüe, l'oseille et autres plantes actives.

201. L'*hémoptyque* demande des astringens et des styptiques, en outre, des calmans, de la lycope, de la glace, etc. La *trachéale* et *laryngiale* veulent des cataplasmes, un silence absolu, des frictions vésicales sur les jambes, du vin, de la suie, etc.

Dans la *verminale* on doit employer les vermifuges.

La *morale* demande des amis, de la joie et du bonheur, etc. ; et ainsi de suite des autres dont nous avons déjà fait connaître accidentellement les exigences.

202. La difficulté consiste à bien distinguer les espèces ; cette distinction une fois établie, le traitement additionnel ou varié peut être faci-

lement appliqué par un médecin expérimenté.

203. Chaque symptôme requiert aussi une attention particulière, et doit être graduellement écarté, s'il est possible. Les plus généraux et les plus importans sont l'hémoptysie contre laquelle on emploie avec succès les styptiques, les gommes et les mucilages, le repos, le lait et le lait d'amandes, la glace et les réfrigérans, le sel et surtout le *lycofrus virginicus* que je recommande toujours, et le sirop composé que j'en distribue.

204. *La toux*, qui rend les malades si malheureux, doit être apaisée par les émolliens, les pectoraux, les calmans, les adoucissans, etc., la réglisse, le marrube, la mauve, le pavot. L'acide prussique, qu'a employé le premier Magendie, est trop violent : la digitale est meilleure, mais s'agglomère dans le système, et peut devenir nuisible.

205. L'*expectoration purulente*, résultat de la suppuration, ne peut être arrêtée qu'en guérissant les ulcères du poumon par des fumigations balsamiques, des émanations de goudron et de tan, mais principalement par le baume de PULMEL.

206. La *maigreur* et la faiblesse qui en est la suite doivent être combattues par une nourriture bonne et substantielle, par les stomachiques, les restaurans, le lichen, le salep, le

sagou, l'arrow-root, les bouillons; outre des lotions toniques, des bains et des frictions , ma nourriture ambroisienne, etc.

207. Les chaleurs, la fièvre et le typhus hectiques, exigent des toniques énergiques sous toutes les formes, les frictions surtout, les refrigérans et les calmans, les bains mixtionnés , etc.

208. Le rhume, les sueurs nocturnes et fétides, demandent l'emploi des acides, la limonade , des gouttes d'acide sulfurique , la conserve de roses , et des astringens doux.

209. L'état ulcéreux de la gorge et de la bouche doit être guéri par la glace, les crêmes glacées , et les gargarismes, en lavant la bouche avec des acides, mangeant des fruits de même nature, principalement des mûres , des framboises, des fraises , des mûres de ronces.

210. Le froid à la tête et aux pieds exige des bonnets et des chaussons doubles avec du sel, des baies de genièvre , des épices et des toniques entre les deux.

211. Les douleurs de poitrine et des côtes exigent qu'on ait recours aux révulsifs, en appliquant sur les parties douloureuses des emplâtres de galbanum, de poix , de quinquina , de céruse , de ciguë , etc. ; mais seulement lorsqu'elles sont très-violentes.

212. La diarrhée appelle la plus grande attention; les frictions sur l'abdomen , et les in-

jections dans les intestins de toniques doux, de calmans, la camomille, la rhubarbe, les gommes, la graine de lin, le pavot, la mauve, etc., l'usage du riz comme principale nourriture, l'écorce d'orme, etc.

213. Lorsque par l'emploi de ce moyen les symptômes ont été domptés, commence la convalescence, terme heureux et important qui requiert de nouvelles précautions et de nouveaux soins.

214. Les remèdes doivent être continués quelque temps, en en diminuant graduellement la dose; les alimens au contraire peuvent être augmentés.

215. Lorsqu'on a dompté la fièvre, on peut rendre les remèdes plus actifs, selon que le système le permet, et cette période est importante pour le renouveler et le raviver. Le PUL-MEL est alors extrêmement utile.

216. On doit rétablir les forces par une bonne nourriture et l'usage pendant quelque temps de chicorée, de pissenlit, de gentiane, de casse, etc., ou autres semblables stomachiques doux. La guérison parfaite se reconnaît à l'absence de toux, au retour des forces, et aux urines non colorées.

217. Les rechutes exigent un retour immédiat aux remèdes énergiques ou héroïques. Il n'y a pas de temps à perdre ; le danger est alors

plus grand que jamais. Mais la prudence préviendra toujours les rechutes.

218. Ma dernière règle concernant la guérison, est *d'employer un médecin qui pense que la maladie est guérissable.* Si on en prenait un autre, il pourrait ou négliger son malade, ou rendre la maladie incurable, pour prouver qu'il avait raison.

### X. PRÉSERVATIFS.

219. Il vaut mieux prévenir que guérir, dit le proverbe. Tous ceux qui sont exposés à cette maladie par prédisposition, par leur tempérament, leur profession ou autres causes, devraient se le rappeler et essayer de prévenir l'invasion du mal.

220. C'est une chose possible. Il est faux que nous ne puissions en éviter les causes. Il est même faux que nous ne puissions pas corriger notre tempérament, ou vaincre la prédisposition ; elle peut être *du moins* suspendue. Même la grossesse et la folie la suspendent.

221. Les causes à éviter sont toutes celles que nous avons mentionnées jusqu'ici, et principalement les rhumes, le mauvais régime et les maladies négligées. Il peut se présenter quelquefois des accidens inévitables, mais ils sont en petit nombre comparés aux causes par lesquelles nous nous laissons dominer.

222. Les parens qui ont des raisons de craindre de transmettre quelque virus à leurs enfans, doivent se soumettre à une purification du sang et du système.

223. Les enfans et les adolescens nés de parens qui sont morts de consomption ou ont été guéris après la naissance de ceux-ci, doivent être soumis à une purification semblable et être élevés au physique et au moral d'une manière particulière.

224. On doit leur procurer beaucoup d'exercice, des jeux, et un bon air ; les baigner et leur faire des frictions sur la peau avec la main, une serviette ou une brosse. On doit les vêtir chaudement, ne jamais employer le mercure dans aucune de leurs maladies, ne jamais permettre qu'ils embrassent des professions particulièrement exposées à la phthisie, ni qu'ils aillent sur mer ; mais leur procurer plutôt un genre d'occupation qui les expose le moins à être attaqués.

225. On ne doit pas les envoyer trop tôt dans les écoles ni dans celles où le régime est trop sédentaire ; on doit choisir de préférence celles où l'instruction leur est communiquée comme en jouant, et où on leur accorde beaucoup de récréation ; les études trop intenses doivent aussi être évitées.

226. On ne doit pas non plus leur permettre les

mariages prématurés ni les habitudes vicieuses. Celles de boire et de fumer leur sont fatales. Il en est de même d'un travail forcé, des ouvrages difficiles, des fardeaux trop lourds, de la compression de la poitrine par des corsets trop serrés ou une posture penchée.

227. Les enfans qui sont exposés à devenir pulmonaires dans l'adolescence ou la jeunesse, se reconnaissent à un sommeil agité et pénible, et à des soubresauts soudains; ils ont les paupières et les lèvres enflées; leur salive est épaisse ou muqueuse, le cou et les doigts sont allongés, la peau offre des pustules, le teint est pâle, la poitrine étroite, etc. Tous ces signes ne se trouvent pas toujours réunis sur le même sujet, un seul d'entre eux doit nous mettre sur nos gardes.

228. Dans ce cas il est essentiel de les soumettre de bonne heure à une diète et à un régime particulier; on ne doit pas leur donner des alimens grossiers ou salés; point de liqueurs, de vin, de cidre : le lait, la bierre de sapin et la limonade doivent former leur boisson; et il faut les habituer à aimer les bouillons et la soupe.

229. On doit mêler aussitôt que possible à leur boisson des remèdes doux, des syrops anti-scrofuleux, toniques ou pectoraux, selon leur prédisposition. Le PULMEL à petites doses et largement détrempé peut être administré aux adolescens et même aux enfans. Il prévient le déve-

loppement de la prédisposition et assure une constitution forte et une vie plus heureuse.

230. On doit éviter dans leurs maladies la saignée et les vésicatoires de même que le calomel; y substituant, s'il est nécessaire, les sangsues, les révulsifs par le moxa ou les frictions mixtionnées.

231. Les frictions étaient journellement employées chez les anciens et le sont encore chez beaucoup de nations. Elles sont tombées en désuétude et sont peu connues chez nous par suite du changement des mœurs et d'une fausse délicatesse. Le port de flanelles y supplée imparfaitement.

232. Elles doivent être rangées parmi les moyens les plus efficaces de conserver et rétablir la santé, et elles devraient être rendues à un usage de tous les jours aussi ordinaire que celui de se laver la figure et les mains.

233. Heureux ceux qui ont à leur disposition des mains amies pour exécuter ces frictions. Elles sont beaucoup plus avantageuses et agréables lorsqu'elles sont faites par la main douce et délicate d'une femme ou d'un enfant, soit que cette assistance soit amicale ou vénale, que lorsque nous les exécutons nous-mêmes. Les démangeaisons sont l'indication naturelle que le corps a besoin de cette opération salutaire.

234. Elles sont de plusieurs sortes; sèches

ou humides, huileuses ou onctueuses ; elles se font avec la main, avec une brosse dure, du drap, une peau d'animal, etc., sur le corps, sur les membres, le long des muscles, sur le dos, etc.

Ces frictions utiles devraient être pratiquées dans toutes les maisons de bains comme elles le sont encore de nos jours dans l'orient, et dans l'intérieur des familles, par nos femmes et nos enfans ou *vice versâ* sur leurs personnes.

235. Elles peuvent être mixtionnées en faisant usage de décoctions d'huiles et de linimens. Je les considère avec Lanthois comme souvent indispensables pour guérir la consomption en pressant les muscles et les glandes, et adoucissant la peau de manière à pousser à la transpiration et à introduire les substances médicales par les pores dans le système.

236. Les bains mixtionnés avec des herbes infusées, viennent ensuite. Les bains de vapeur sont plus utiles pour les rhumatismes que pour les maladies de consomption. L'aspiration par les poumons de fulmigations sèches ou de vapeurs est beaucoup plus utile ; même les émanations froides, comme nous l'avons vu, sont avantageuses.

237. Avec autant de moyens sous la main, quelle autre cause que l'ignorance ou la présomption peut porter à affirmer que nous ne pouvons guérir ni prévenir la consomption ? Les

préjugés ou la négligence peuvent se réunir pour déjouer les projets humains que j'ai en vue; mais la vérité et les faits seront de mon côté.

238. Que des motifs bas ou indignes n'aient aucune influence dans une matière de si haute importance. La vie de plusieurs milliers d'individus peut en dépendre. J'en appelle aux parens et aux malades dans leur propre intérêt.

239. Qu'on ne vienne pas me demander si j'appartiens à telle ou telle école; ni mettre en question mon droit de faire le bien et de prévenir le mal. Se rendre utile n'est-il pas un droit inhérent à chaque homme? Sa plus flatteuse récompense n'est-elle pas de réussir?

240. J'ai rempli ma tâche; j'ai offert la guérison d'une maladie cruelle; j'ai créé un nouvel art et une nouvelle profession; j'ai perfectionné la théorie et la pratique des meilleurs auteurs en médecine; j'ai découvert un nouveau spécifique héroïque; j'ai introduit la substitution d'un traitement à bon marché pour les pauvres; j'ai même enseigné le moyen de prévenir et de diminuer la fréquence de ce fléau : mes motifs seront appréciés par les personnes honorables et humaines dont j'ai tâché d'obtenir et chercherai toujours à mériter l'approbation.

**FIN DU PULMISTE.**

# MANUFACTURE CHIMIQUE

## DU PULMEL

### ET AUTRES MÉDICAMENS

#### POUR

### LA CONSOMPTION.

----•◦◦•----

Le professeur Rafinesque, inventeur et propriétaire du pulmel, a établi, à Philadelphie, sur une échelle proportionnée aux besoins du public, cette manufacture dans laquelle il garantit ne fabriquer et vendre que des articles naturels et efficaces destinés aux diverses espèces de consomption, et consistant en préparations agréables au goût et à l'odorat, de manière à tenter plutôt qu'à dégoûter les malades.

Outre les diverses préparations du pulmel, on y trouvera aussi plusieurs auxiliaires ou médicamens pour la consomption, tous très-avantageux, et qui sont, ou nouveaux, ou peu connus, ou n'ont pas encore été introduits en Amérique.

## PRÉPARATIONS DE PULMEL.

1. *Sirop*, pour en faire usage à l'intérieur.

2. *Baume* pour l'aspiration, liquide et solide.

3. *Sirop balsamique*, dont on peut faire usage des deux façons, intérieurement et par l'aspiration.

4. *Lotion* ou *lait de pulmel*, pour employer à l'extérieur en lotions, en frictions, et en aspirer le parfum.

5. *Vin de pulmel*, d'un usage général dans la faiblesse, composé de liqueurs fermentées, douces, odoriférantes et saines.

6. *Chocolat doux de pulmel*, en tablettes pour user à l'intérieur.

7. *Idem liquide*, en bouteilles; il suffit de le mêler avec de l'eau chaude ou du lait chaud pour obtenir à l'instant une tasse de chocolat.

8. *Sucre de pulmel*, pour faire usage à l'intérieur; s'emploie comme le sucre ordinaire, dans le lait, le thé, le café ou le chocolat.

9. *Miel de pulmel*, pour être employé comme le sucre, ou mangé avec du pain.

10. *Pastilles de pulmel*, pour la toux sèche, les maux de gorge et les consomptions douloureuses.

11. *Poudre de pulmel*, pour faire usage à l'intérieur : on peut l'envoyer par la malle-poste. Dose, six grains.

12. **Pulmeline**, ou sel concentré de pulmel, pour faire usage à l'intérieur ; s'envoie facilement par la poste. Dose, un grain, mais le prix est double.

### AUXILIAIRES DU PULMEL.

1. *Sirop composé de lycope*, pour l'hémoptysie et les symptômes sanguins; peut être substitué à la saignée.

2. *Sirop composé de scrofulaire*, pour les consomptions ou affections scrofuleuses, pour purifier le système, etc.

3. *Liniment tonique odoriférant*, pour frictions dans la fièvre hectique, la faiblesse et les dernières périodes de la maladie.

4. *Liniment composé, odoriférant, de calomel*, pour l'affection syphilitique seule; il est parfumé : c'est celle des préparations mercurielles qui offre le moins d'inconvéniens.

5. *Sirops pectoraux de Lanthois*, pour purifier le sang et les poumons, n$^{os}$ 1 et 2.

6. *Poudre composée pour limonade*, douce et odoriférante. On peut faire à l'instant et en tous lieux de la limonade dans laquelle on peut prendre le pulmel ; il suffit de jeter cette poudre dans de l'eau.

7. *Nourriture ambroisienne* pour la consomption ; aliment doux, délicieux et nourrissant, que l'on peut manger à l'instant.

8. *Bouillon pectoral portatif*, en tablettes, pour les voyageurs à la campagne, sur mer, où dans les lieux où il est difficile de se procurer de la viande fraîche. On peut partout se procurer de la soupe sur-le-champ avec ces tablettes.

Ces deux derniers articles étant des toniques, sont aussi avantageux dans tous les cas de faiblesse, de dyspepsie, d'affections ou de prédispositions scrofuleuses et scorbutiques, comme nourriture et régime.

9. Enfin, l'*écorce mixtionnée de chêne*, préparée pour être employée dans les appartemens et la chambre à coucher des malades. On ne la vend que vingt-cinq cents (1) la livre en barils ou en caisses.

Toutes ces préparations, tous ces médicamens utiles, sont en vente en gros et en détail, convenablement emballés, dans de fortes bouteilles, dans des pots ou dans des caisses, ou en tablettes dans du papier, comme on le désirera, avec des étiquettes et la manière de s'en servir, et prêts à être expédiés en tous lieux. On n'en a encore vu aucun fermenter ou rompre les bouteilles, excepté le sirop par un temps très-chaud, lorsqu'on ne le tient pas au frais ; mais on le fera maintenant si épais et on le mettra dans des bouteilles si fortes, que cet accident

_____

(1) Le cent américain vaut un sou de France.

ne se renouvellera plus. Aucune des autres espèces ne fermente jamais.

Le prix de détail est invariablement fixé à
5 cents par dose, et le prix en gros à 3 cents,
excepté la Pulmeline et l'écorce. Les anciennes
bouteilles contenaient vingt-cinq doses ou cuil-
lerées, et se vendaient en conséquence 1 dollar
25 cents. Les nouvelles n'en contiendront que
vingt et se vendront 1 dollar. Les autres articles
seront aussi mis en paquets de 1 dollar pour la
commodité des acheteurs. Les poudres sont par
paquets de vingt et de cent doses, ou de 1 dollar et 5 dollars.

Les prix en gros et au comptant seront de
60 cents, donnant ainsi droit à une remise de
40 pour cent, et procurant aux acheteurs un
bénéfice de 70 pour cent; puisque, pour chaque
versement de 10 dollars, ils recevront dix-sept
bouteilles ou paquets de 1 dollar. Tout achat de
10 dollars ou au-dessus sera considéré comme
en gros.

Des agens seront chargés de détailler le Pulmel et les autres articles par bouteille ou paquet
dans les principaux bourgs ou villes des États-
Unis; il leur sera accordé un droit de com-
mission ou une remise de 20 à 25 pour cent.

Les demandes et envois d'argent doivent être
adressés au professeur, LE SIEUR RAFINESQUE,
D.-M. et pulmiste, à Philadelphie, seul pro-

priétaire, qui s'empressera de répondre à toutes les demandes et informations.

Il a entrepris seul toute la distribution depuis le 25 octobre 1829, époque à laquelle l'agence générale de MM. Akinson et Alexandre, et en dernier lieu de S.-C. et Akinson, a été dissoute par consentement mutuel.

Tous anciens comptes doivent donc être réglés avec lui seul, et les demandes nouvelles adressées à lui seul. S'il établit quelque part d'autres agens généraux, il le fera connaître au public par un avis.

Les lettres ayant trait au PULMEL devront être affranchies ou contenir sur la couverture le nom et le but de celui qui écrit. Les lettres oiseuses, sans envois d'argent, seront refusées. Les demandes doivent spécifier quelle espèce de préparations du *pulmel* ou d'autres articles on désire, et la quantité dont on a besoin ou que l'on peut vendre en six mois, un règlement sémestriel étant à désirer avec tous les agens. Les acheteurs seront toujours servis les premiers. Quelques préparations et auxiliaires ne seront composés que sur la demande qui en sera faite et au comptant. Toute quantité peut être fournie en quinze jours.

C.-S. RAFINESQUE, D.-M.,
Pulmiste, Prof. de Botanique, etc.

Philadelphie, octobre 1829.

## DESCRIPTION DU PULMEL.

C'est une substance composée particulière, formée de la combinaison chimique de plusieurs principes végétaux très-puissans, agissant sur les poumons et sur tout le système.

Il ne contient aucune substance pernicieuse ou délétère; le goût et l'odeur en sont doux, agréables et balsamiques.

Il est susceptible de plusieurs formes officinales, telles que le sirop pour prendre à l'intérieur, la lotion pour l'extérieur, le baume pour l'aspiration, etc. Une cuillerée est la dose ordinaire; et on peut prendre de deux à cinq doses par jour.

On peut prendre le sirop fortement délayé dans le lait, le chocolat, le bouillon, la limonade, un vin doux, etc. Ses effets sur le système sont un renouvellement de forces, la cessation de la toux, une expectoration saine, l'éloignement de la fièvre hectique, etc., lorsqu'on le prend assez long-temps pour purifier et guérir.

Lorsque le poumon est affecté, on doit aspirer souvent le baume de Pulmel, en en versant sur une pelle à feu très-chauffée, ou en le faisant bouillir lentement seul, ou avec du lait, de la cire ou du goudron, et on en aspire la vapeur chaude, ou on le jette sur le plancher pour en respirer les émanations froides. Son effet est d'adoucir et de guérir les plaies des poumons.

Le vin de Pulmel est destiné à fortifier et à écarter la faiblesse ; il devient très-utile dans les dernières périodes.

Les pastilles de Pulmel adoucissent et font cesser la toux hectique.

Le lait, ou lotion de Pulmel, sert à laver les mains et frictionner le corps, de manière à ce que les malades en respirent continuellement les émanations froides et l'odeur embaumée ; on le fait aussi pénétrer à travers les pores de la peau par les lotions.

Le sucre et le chocolat de Pulmel peuvent être employés comme le sucre et le chocolat ordinaires.

Les poudres de Pulmel ont l'avantage d'être portatives et transportables aisément, même par la poste. La Pulmeline jouit encore plus de cet avantage et est très-active ; mais elle coûte le double.

Pour prévenir la consomption chez ceux qui y ont une prédisposition, l'usage modéré et constant d'une dose ou une demi-dose de sirop ou de sucre de Pulmel, prise tous les jours dans leur lait, leur thé ou leur café, se trouvera suffisant et efficace.

Le chocolat et le vin de Pulmel, pris occasionellement, seront aussi très-avantageux.

Le régime, lorsqu'on prend le Pulmel, doit être sain et principalement liquide, tel qu'on l'a détaillé dans *le Pulmiste*.

Il est souvent utile, lorsqu'on prend le Pulmel, de varier l'emploi des préparations.

## CURES EFFECTUÉES PAR LE PULMEL.

Dans l'espace de deux ou trois années, ce remède, sous diverses formes, a guéri ou soulagé environ cinq cents personnes qui l'ont essayé. Quoiqu'il eût été annoncé dans très-peu de journaux, il a été employé depuis Boston jusqu'à la Nouvelle-Orléans ; et sur cent vingt cas dont j'ai eu connaissance ou que j'ai suivis moi-même, vingt-cinq malades ont été guéris et soixante ont été soulagés. Ainsi, il a déjà été employé avec succès dans quatre-vingt-cinq cas sur cent vingt, quoique sous l'influence de beaucoup de circonstances désavantageuses par suite d'un régime et d'auxiliaires peu convenables.

D'après la méthode perfectionnée que je viens de développer, on peut espérer avec confiance qu'il réussira complètement dans cinquante cas sur cent, et soulagera plus ou moins les cinquante autres.

J'ai évité de publier des attestations et des éloges de ses effets, afin de me soustraire à

toute apparence d'empirisme. Je me suis con-
tenté de publier, dans l'*Evening-post* du sa-
medi, les détails médicaux de six ou sept cas et
cures; et j'y ajoute ici ceux d'un nombre égal
d'autres cas aussi brièvement que possible.

1er cas. — C. M..., jeune homme de Philadelphie, était dans la troisième période d'une
phthisie catarrhale hémoptyque qui avait commencé à se déclarer un an auparavant. Il fut
guéri après avoir pris sept bouteilles ou cent
quarante doses de sirop de Pulmel, conjointement avec la lycope et la glace.

2e cas. — Un jeune homme de Philadelphie,
par suite d'une syphilis et d'un catarrhe négligés, était tombé dans un état alarmant de consomption composée, catarrhale, syphilitique et
dorsale. Il fut guéri en trois mois par l'usage du
Pulmel conjointement avec le fer, le vin, les
toniques, et le liniment odoriférant de calomel, etc.

3e cas. — Mademoiselle D..., jeune femme
de Philadelphie, d'un tempérament lymphatique, attaquée depuis plusieurs années d'une
consomption scrofuleuse et atrophique, fut guérie en quatre mois par le Pulmel presque seul,
et un petit nombre de remèdes anti-scrofuleux.

4e cas. — Madame B..., de Philadelphie,
affligée depuis longues années d'une consomption composée, et abandonnée par le docteur

Parish et d'autres médecins, fut guérie par quelques bouteilles de Pulmel seul et en très-peu de temps.

5ᵉ cas. — J. B..., jeune homme de vingt-quatre ans, de New-Jersey, était dans la seconde période d'une phthisie scorbutique et hémoptyque. Il fut guéri en peu de mois en faisant usage du Pulmel, de pastilles pectorales, d'eau antimoniée et de lycope.

6ᵉ cas. — M. S..., de New-York, d'environ trente ans, dans la période déclarée d'une consomption composée, catarrhale, dyspepsique et atrophique, fut guéri en peu de mois par le Pulmel principalement, avec quelques toniques et un changement de régime.

7ᵉ cas. — Mademoiselle Y..., jeune personne près de New-York, était presque arrivée à la dernière période d'une phthisie composée, accompagnée de plusieurs symptômes sinistres; elle fut soulagée, et, en dernier ressort, guérie par l'usage du Pulmel, d'une bonne nourriture, de toniques, d'aspirations et d'auxiliaires employés avec soin.

*N. B.* Les rapports et les détails sur les cures effectuées ou les soulagemens obtenus, seront reçus et notés avec reconnaissance.

## AVIS.

Les malades ou les parens éloignés qui désirent obtenir une consultation écrite, ne s'entendent pas toujours à constater les cas et les symptômes; s'ils n'ont pas le secours d'un médecin instruit, ils doivent se diriger d'après les instructions suivantes.

Ils auront à préciser aussi clairement et aussi minutieusement que possible :

1° L'âge, le sexe, la profession et le tempérament des malades, la couleur des cheveux et des yeux; si leurs lèvres sont minces ou épaisses; s'ils sont maigres ou gros, pâles ou colorés, célibataires ou mariés, ainsi que leurs dispositions morales.

2° Leurs maladies antérieures, et comment elles ont été guéries; s'ils sont sujets à des pustules, à des tumeurs, à quelque gale, etc., ils doivent dire de quelle espèce et sur quelle partie du corps. On ne doit rien cacher sous ce rapport, puisque ces indications servent, par dessus tout, à déterminer les remèdes à employer.

3° Si le mercure, le calomel, la saignée, les vésicatoires, l'arsenic, la digitale, et autres poisons, ont été employés sur eux, et quel a été leur effet sur le système; si leurs père et mère étaient pulmonaires, etc.

4° Depuis combien de temps ils sont malades et toussent ; de quelle espèce sont la toux et l'expectoration ; si cette dernière est ténue, épaisse, spongieuse, colorée, sanguinolente, fétide, etc., et à quelle époque elle est la plus fréquente.

5° S'agissant d'une femme, on dira si elle a été dans l'usage de se lacer trop serré, ou de porter des vêtemens trop légers ; ou si elle a été sujette à quelque maladie ou dérangement particulier à son sexe.

6° On exposera quelle est le genre de douleur que l'on éprouve, et à quelle partie ; l'état du pouls ou les mouvemens fébriles ; la rougeur ou la chaleur aux joues, aux mains, aux pieds.

7° L'état des évacuations, des sueurs, des urines, etc. ; constater aussi celui des intestins ; dire s'ils sont sains ou affectés, si le ventre est libre ou resserré, si le crachement de sang s'est montré, comment et quand.

8° L'état de l'estomac et de l'appétit ; le régime et les boissons usités, et ce que le malade aime le mieux ; quels sont les remèdes déjà pris, etc.

9° Détail de tous les symptômes particuliers, douleurs, sueurs, asthme, fièvre hectique, altération de la voix, bourdonnement dans les oreilles, sommeil agité, froid à la tête ou aux pieds, maux de gorge, apparence de vers, etc.

Enfin, jusqu'à quel point la faiblesse et la maigreur sont arrivées ; si le malade est en état de travailler, de changer de place, de marcher, de sortir en voiture ou à cheval, etc.

---

## OUVRAGES DU PROF. RAFINESQUE,

### EN VENTE.

1. *Le Pulmiste*, ou *l'art de guérir la consomption* ; 4 dollars.

2. *Flore médicale*, ou *Manuel de la Botanique médicale des États-Unis*, avec cent figures; 2 vol., 3 dollars.

3. *La Flore de la Louisiane* ; 1 dollar.

4. *Poissons et coquillages de la rivière Ohio* ; 2 vol., 1 dollar.

5. *Poissons de la Sicile* ; 2 vol., 84 figures; 1 dollar 50 cents.

6. Collection de 25 brochures ; 2 dollars 50 cents.

7. *Analyse de la Nature*, en français. Il n'en reste plus que dix exemplaires. 2 dollars.

Les libraires obtiendront une remise de 40 pour cent au comptant.

### SOUS PRESSE.

*Histoire ancienne et moderne des Américains* et autres ouvrages.

# GÉNÉRATION DES VERS;

## APPENDICE

A L'OUVRAGE SUR LA PHTHISIE PULMONAIRE,

DE M. LE PROFESSEUR RAFINESQUE,

TRADUIT EN FRANÇAIS,

PAR LE DOCTEUR LANTHOIS.

———

J'ai trop peu mérité l'honneur que m'a fait le Buffon des Amériques en me dédiant cet ouvrage important, pour ne pas me sentir vis-à-vis de lui insolvable en reconnaissance. Je n'ai trouvé d'autre moyen de manifester publiquement combien je suis pénétré de tout ce que je lui dois, que de mettre cet œuvre de génie à la portée de tous mes collègues; j'essaierai, dans cette espèce d'appendice, d'ajouter à cette manifestation, qui était un besoin pour mon cœur, quelques idées nouvelles que j'ai soulevées le premier.

Comme il le dit lui-même, il s'était rencontré approximativement avec ma *Nouvelle Théorie sur la phthisie pulmonaire*, et sur la manière de juger les maladies de poitrine variées à l'infini dans leurs causes et dans leurs progrès.

Ayant apprécié, comme moi, les anciennes méthodes, dès long-temps ce savant professeur les avait remplacées par des traitemens mieux appropriés à toutes les circonstances si variables. Il a complètement réussi, s'aidant des ressources nouvelles que lui fournit le climat qu'il habite, et dont il a su tirer un parti éminent pour combattre ce fléau destructeur.

Quoique inconnus l'un à l'autre, et séparés par l'immensité des mers, nous avions simultanément suspecté les ressources qu'avaient imaginées, contre les terribles ravages de cette affection morbifique, le père de la médecine, lui-même, et ses successeurs et commentateurs.

Ainsi que moi, M. Rafinesque avait cru reconnaître qu'Hippocrate avait mal compris les causes variées de cette maladie dévastatrice, qui, dans certains climats, dévore le cinquième des populations.

Doué d'une riche et féconde imagination, observateur profond autant que praticien habile, les nouvelles substances dont il a fait la découverte lui ont prêté main-forte; elles ont servi de base à sa théorie médicale antipulmonaire, et, grâce aux effets qui en sont résultés, il est parvenu à guérir les deux tiers des malades soumis à son régime : succès immense, si l'on considère qu'avant ses découvertes si triomphantes, les pulmoniques, à peu d'exception près, étaient tous des victimes dévouées à la mort, qu'ils étaient condamnés à voir sans cesse assise à leur chevet, la sentant arriver par le chemin de toutes les douleurs, et l'achetant par les plus cruelles angoisses, sans pouvoir jouir un instant de la consolation dés malheureux, du sentiment de l'espérance, qui est le dernier qui s'éteint dans le cœur de l'homme.

Cette ressource inespérée lui a procuré le moyen d'expulser des poumons d'un des malades qu'il a guéris, un ver vivant, d'une espèce inconnue; phénomène étonnant qui mérite au plus haut degré l'attention des hommes de l'art; car qui sait combien de patiens ont payé le fatal tribut à cette maladie meurtrière par l'effet, inaperçu jusqu'à ce jour, d'une complication si remarquable et si pernicieuse, comme l'est toujours l'invasion dans le corps humain de ces insectes tyranniques, de quelque espèce qu'ils puissent être, car ils varient à l'infini?

Jusqu'à présent, personne n'avait soupçonné l'existence du ver *unique* que, par les nouvelles compositions dont il a enrichi le domaine de la matière médicale et par sa nouvelle théorie, M. le professeur des États-Unis d'Amérique a débusqué vivant du poumon de M. Cook, de Lexington, province de Kentucky : mais, moi-même, je donnerai un compagnon à ce m o trueux parasite.



I

De mon côté, et presque en même temps, j'ai déniché du corps d'une de mes malades un monstre vertébré, tout aussi inconnu jusqu'alors, et d'une nature bien plus surprenante que le ver de M. Rafinesque, auquel il ne ressemble en rien. Cette dame, souffrant depuis longues années, et dépérissant à vue d'œil, nourrissait, sans s'en douter, son tyran intérieur, invisible ennemi qui jamais n'eût cédé à l'immersion des sirops, du lait d'ânesse, et autres moyens insignifians.

Je mets sous les yeux du public, comme servant de transition du *Pulmiste* à cet appendice, mes petits monstres lithographiés d'après nature et dans leur grandeur naturelle ; chacun ainsi sera en état de juger par lui-même si, quel qu'en soit le luxe, les méthodes affadissantes de l'école ancienne ou moderne auraient la puissance de combattre victorieusement ces nouveaux hôtes, et de les chasser du domicile gracieux et commode où ils s'introduisent et s'installent on ne sait comment.

Ces deux expériences, les seules que je connaisse, m'ont démontré la nécessité de chercher d'autres explications que celles dont les savans se sont contentés jusqu'ici, de la génération de tant de milliers d'insectes, qui, pour la plupart, inaperçus et ignorés, semblent former, en quelque sorte, la base de l'existence universelle.

Une telle recherche doit, je le sais, soulever des questions d'un ordre encore plus élevé ; car, sans cela, comment pénétrer d'une manière sensible dans la profondeur des secrets de la nature, qui sans cesse se dérobe à nos investigations par des milliers de voies qui nous sont et nous seront peut-être à jamais inconnues ? Mais quelle ne serait pas l'importance de cette première découverte, si l'on pouvait parvenir à rassembler des faits capables d'éclaircir d'une manière satisfaisante le mystère de la génération des vers, particulièrement de ces vers solitaires qui se logent dans des corps animalisés, sans générateur connu, et sans s'y reproduire eux-mêmes ?

Surprendre cette marche invisible, que la nature poursuit en se rendant impénétrable, n'est pas chose simple et facile. Qui sait cependant si, en essayant de nouvelles et meilleures méthodes, en dessinant une route nouvelle, en la suivant avec persévérance, on ne parviendra pas à faire, dans les détours de ce dédale obscur, quelques découvertes utiles, qui seraient autant de nouvelles clartés et de nouveaux moyens de perfectionnement pour cette science conjecturale, qui souvent croit n'avoir à combattre qu'une maladie connue, tandis que, par l'effet de quelque circonstance occulte qui rend ses symptômes trompeurs, son principe réel de-

meure insoupçonné, par *conséquent* inatta-
quable?

Voilà, malgré ma trop grande faiblesse, l'entreprise hardie que je me hasarde à tenter.

*Ex nihilo, nihil.* En présence de la nature,
ce vieil adage de l'école n'a pas une justification
positive, absolue et invariable.

Immense dans ses produits, infinie dans ses
formes, inépuisable dans ses moyens d'action, la
nature, comme par inadvertence, se met parfois
à découvert, et devient palpable pour l'observateur attentif. Mais si celui-ci peut, dans ce cas,
se considérer comme son confident, de quelles
réticences n'enveloppe-t-elle pas la révélation
fortuite qu'elle daigne lui faire, ne lui montrant
jamais qu'une des mille faces de chaque objet
où s'est arrêté son regard!

Quoique soumise à des lois immuables, elle
est tellement variée dans sa marche, souvent
capricieuse en apparence, et dans ses produc-
tions, qui se confondent avec l'idée de l'infini,
que l'homme, qui ne peut l'étudier que dans
les objet matériels ou intellectuels, qui ont un
rapport quelconque avec son être, ne peut aspirer à retirer de cette étude des fruits bien
abondans et bien mûris.

Eh! parmi ceux de nos grands savans, de
nos grands philosophes, qui ont fait jusqu'ici
tant de bruit dans le monde; parmi ceux qui

viendront après eux , pour en faire encore plus peut-être , quels sont ceux qui ont pu ou qui pourront la suivre dans toutes les routes oc-cultes qui lui sont familières? C'est précisément lorsque , par une longue étude et par le rappro-chement des faits qu'on a lentement constatés , ou se croit arrivé à la découverte de quelques-uns des secrets qu'il est impossible de lui sur-prendre , c'est précisément alors , dis-je , que l'homme sage et de bonne foi se voit forcé de s'avouer à lui-même qu'il n'a bien appris qu'une seule chose , c'est qu'il n'a rien appris. *Scio me scire nihil* , telle fut la devise de l'école de Pla-ton, de Socrate , de Sénèque , de saint Augustin, de Montaigne , de Bayle et autres , dont , sous un titre bizarre en apparence , mais tout à la fois profondément philosophique et ingénieuse-ment satirique , un écrivain de nos jours , aussi fécond qu'infatigable , aussi clairvoyant que vé-ridique , a vainement essayé de populariser la sagesse au milieu de nous.

Notre science s'arrête aux surfaces; ce que recouvrent celles-ci échappe à nos regards. Au créateur seul appartient la connaissance sublime de l'organisation des êtres.

Celui qui créa la lumière par cette seule pa-role : *Que la lumière soit !* celui qui, donnant à la mer des limites, lui dit : *Dans tes fureurs , tu t'arrêteras là !* celui-là seul a le secret de l'essence des choses; celui-là seul commande aux élémens qui donnent la vie à tant d'êtres divers; celui-là seul enfin, conservateur de toutes choses, sait comment se maintient l'harmonie du grand tout, que constituent les mondes innombrables qui se meuvent, chacun dans leur orbite, peut-être de toute éternité, comme lui-même, qui n'a point eu de commencement, et pour qui il ne saurait y avoir de fin.

Q'est-ce que l'homme en présence de cette idée!

Vains et arrogans philosophes, qui affichez la prétention de soumettre à vos rêveries systémamatiques, non-seulement le monde matériel, c'est-à-dire l'ordre physique, mais encore le monde intellectuel, c'est-à-dire l'ordre politique et l'ordre moral, qu'êtes-vous en présence des mouvemens de l'incompréhensible nature, et de la majestueuse immuabilité de son impénétrable auteur? Une foule stupide, fascinée par vos vaines paroles, vous admire parfois, parce qu'elle ne peut vous comprendre; mais aux yeux de l'homme sensé et réfléchi, qui, sans avoir la prétention ni de vous imiter, ni de disputer contre vous, vous observe avec attention, misérables pygmées, atômes impalpables, vous n'êtes rien, ou tout au moins vous n'êtes que les plus ridicules des êtres appartenant à la partie intelligente de la création!

Siècle des lumières (puisque c'est ainsi qu'on

te nomme, ou plutôt que toi-même tu t'es nommé dans ton arrogance bouffonne), siècle des lumières, où te vois-je courir avec tant de fracas et de précipitation? Arrête! ne vois-tu donc pas que tu cours à ta perte? Te voilà sur la pente qui mène au gouffre où, un peu plus loin, un peu plus tard, tu t'engloutiras inévitablement! Arrête! encore un coup, arrête! il en est temps encore, peut-être! Devance le moment où, désabusés de tes tristes chimères, éclairés par une douloureuse expérience, forcés de recommencer la civilisation après tant d'inutiles efforts qu'ils auront faits sur ta parole pour la perfectionner, et abjurant les stupides dédains que tu leur as inspirés pour les âges antérieurs, les peuples rentreront dans les voies naturelles de la vie sociale, dont ils se sont écartés sur la foi de tes folles promesses!

Que mes lecteurs veuillent bien me pardonner cette digression, hélas! d'autant plus déplacée, que je ne puis me déguiser à moi-même son inutilité, tel étant l'aveuglement de ceux que je voudrais ramener à la raison, pour leur propre bonheur, que mes exhortations ne m'attireraient de leur part que pitié, mépris ou injures! Je quitte brusquement ce sujet affligeant pour tout ami sincère de l'humanité, et, reprenant ma route, je vais dire de mon mieux en quoi consistent nos conquêtes dans l'étude de la nature, et exposer succinctement ce que nous connaissons, ce qui, pour nous, est devenu palpable, ce qui doit être admis comme science certaine, et ce que nous ignorons et ignorerons peut-être à jamais.

D'après notre organisation, notre existence passagère a un terme possible qui ne peut être dépassé, mais dont mille accidens peuvent abréger la durée. Si cette durée était sans bornes, l'homme serait un dieu, ou, du moins, à beaucoup d'égards, il pourrait se croire en état d'égaler l'auteur de la nature, et bientôt de lui disputer son essence infinie.

Mais cet être superbe, dont l'orgueil égale la faiblesse, et qui ne peut se traîner sur la terre que quelques instans qui lui sont mesurés, arrive au bout de sa courte carrière dans les angoisses de la douleur et quelquefois du désespoir. Il naît, il vit pour dépérir, et bientôt disparaît pour toujours. Le moins à plaindre est celui qui a laissé sur son passage des traces de son existence, honorables pour sa mémoire. Tel n'est pas le sort réservé à certains de nos *grands philosophes*. La philosophie, celle du moins de notre époque, ne recueillera, du fracas ridicule qu'elle fait, que les huées et les mépris de la postérité, qui portera sa plainte aux siècles à venir des folies turbulentes de leurs devanciers.

J'aurai soin d'éviter d'emprunter son langage et de lui ressembler en traitant un sujet sérieux comme celui dont je vais m'occuper, avec la légèreté et le ton sardonique qui la caractérisent.

*Ex nihilo nihil.* C'est ce que dit l'ancien adage. S'il dit vrai, le ver extrait vivant du poumon d'un habitant de Lexington et le petit monstre vertébré dont j'ai délivré une dame confiée à mes soins, ont eu chacun leur père ; leur existence a été le produit de l'usage antérieur d'une faculté génératrice quelconque.

Mais tous les adages ne sont pas, comme le pensent les esprits paresseux, l'expression de la vérité ; ils admettent des exceptions. La progression des lumières ayant pour base l'expérience et non de vains raisonnemens, a fait justice d'un grand nombre de ces prétendus aphorismes, qui, devenus caducs, ont subi une réprobation honteuse et bien justement méritée. Espérons que tant d'autres vieilleries du même genre, que l'ignorance a propagées, rentreront, quand le temps en sera venu, dans le néant d'où elles sont sorties.

Une grande quantité de livres furent dictés par de louables et bonnes intentions : tous étaient écrits de bonne foi. Il n'est pas un des auteurs qui ne se soit cru certain d'avoir pris la vérité sur le fait : mais la plupart n'avaient rencontré que des hypothèses, et ne nous ont donné que

des contes à dormir debout ; et c'est peut-être
ce qui m'arrive à moi-même aujourd'hui, à moi
qui crois naïvement soulever de grandes questions, en exposant un système nouveau, mûre-
ment, lentement réfléchi, dans lequel j'ai toute
confiance, et qui pourtant pourra fort bien
paraître n'être autre chose que le fruit d'une
imagination maladive, offrant, comme tant
d'autres, des crudités que l'atticisme de notre
époque repoussera avec dédain.

En attendant qu'on dise mieux que moi,
qu'on cherche mieux que moi, qu'on trouve
mieux que ce que j'ai cru trouver, je me hasarde à prendre les devans sur ceux qui viendront après moi. Que d'autres plus heureux
obtiennent de leurs travaux des résultats plus
sûrs ; qu'ils prouvent quelque chose ; véritable
ami de la science, j'avouerai avec joie que moi-
même je n'ai rien prouvé.

Seulement, je prie qu'on me permette de
faire remarquer que l'énumération que je vais
présenter au public, qui ne peut pas manquer
de l'accueillir avec intérêt, est, en tous points,
incontestable : les faits qui y sont rapprochés
ont été prouvés tant de fois, comme ils le pour-
raient être encore, qu'il serait inutile de reve-
nir sur ces faits avérés, que personne ne peut
songer à contester, ayant pour eux l'expérience,
l'évidence et l'acquiescement unanime de tous
les vrais savans.

Il n'y a dans la nature ni vide d'espace ni vide de formes.

On ne peut pas le contester : tout ce qui nous touche, tout ce qui nous entoure, tout ce qui est à notre usage, contient à profusion et nourrit avec abondance des existences animées et pleines de vie.

Chacune des feuilles de nos arbres est un monde où s'agitent d'innombrables populations, qui s'en disputent la substance. Celles des choux, des laitues, qui servent d'alimens à l'homme, à cet animal raisonneur qui serait meilleur qu'il ne l'est s'il voulait prendre la peine de penser à lui-même, par lui-même, et pour lui, avant de s'engloutir dans son estomac omnivore, étaient, chacune aussi, un monde où pullulaient d'innombrables insectes, qui y trouvaient tout ce qui convenait au genre de vie que leur avait départi la nature.

Ces animalcules vivans se retrouvent partout, même dans les corps les plus durs, comme si le mouvement et la vie étaient la condition de l'existence même de la matière dans ses plus subtiles subdivisions.

Ils se cherchent, se trouvent, se fuient, se heurtent, s'agitent enfin en tous sens, ou pour se reproduire ou pour s'entre-dévorer et vivre aux dépens les uns des autres, jusqu'à ce que l'homme, ce roi des animaux, qui, tous ensemble, semblent n'avoir d'autre destination, ait exercé sur eux, en en faisant sa proie, son redoutable empire.

Que les uns se cachent dans les eaux, que les autres parcourent les plaines, les montagnes inaccessibles, que ceux-ci s'élèvent dans les airs, que ceux-là s'enfoncent dans le sein de la terre, le glouton bipède les poursuivra et saura les atteindre, ou par la force, ou par la ruse, ou par d'adroites inventions. Des filets pour les uns, des plombs meurtriers pour les autres, et une perfide hospitalité pour ceux qu'il a faits ses esclaves et qui lui épargnent les plus rudes travaux ou lui fournissent ses vêtemens, voilà leur sort commun; tous sont dévoués à la mort pour satisfaire les insatiables besoins du traître qui les caresse, les soigne, les nourrit, les perpétue, toujours dans le but cruel et barbare de les dévorer.

Poussé par son essence même à tout envahir, à tout soumettre à ses caprices, l'homme ne se renferme même pas dans cette immense sphère d'activité tracée pour lui par la nature : par des combinaisons qui semblent n'appartenir qu'à sa seule espèce, il en use de même envers son semblable. S'il ne peut le séduire pour se l'assujettir de son propre consentement, appelant à son aide la ruse ou la violence, il le force à subir son autorité, il le rend misérable, et attente même à sa vie, dans sa rage dominatrice.

Tels sont l'image des combats perpétuels qui constituent le mouvement universel au moyen duquel, sans cesse occupée de détruire pour tout régénérer, la nature fait jaillir du sein de la mort les sources de la vie.

Ainsi se perpétuent tous les êtres divers ; ainsi, dans chaque espèce, se succèdent les races, et, dans chaque race, les individus, appelés à la vie par milliers, sans qu'on puisse dire ni comment ni à quelles fins, si ce n'est celle qu'indique leur instinct qui les pousse à s'entre-détruire, vivre aux dépens les uns des autres étant la condition de tous, imposée par la Providence.

C'est surtout parmi les insectes que se manifeste cette loi naturelle. Combien qui viennent on ne sait d'où, qui se perpétuent sans nécessité, et qui ( il faut enfin le dire ) semblent s'engendrer d'eux-mêmes ! C'est ce que rend palpable l'existence pernicieuse des vers qui naissent et vivent dans les corps animalisés, s'y nourrissant de leur substance, et devenant pour ceux-ci un principe de destruction anticipée.

Tels sont le ver expulsé vivant par le professeur de Philadelphie du poumon d'un habitant du Kentucki et le petit monstre dont j'ai délivré une dame qui, depuis longues années, donnait, sans s'en douter, asile à cet hôte incommode, à ce malfaisant parasite.

En considérant l'immense quantité des animalcules qui semblent animer jusqu'à la matière inerte, en apparence ( *mens agitat molem et magno se corpore miscet,* ou bien encore, *Jupiter est quodcumque vides, quocumque moveris,* dans la langue du poète naturaliste à qui j'emprunte ces deux sentences, ce *Jupiter,* ce *molem,* sont synonymes de *la vie*), il est aisé de concevoir la possibilité qu'il y en ait un grand nombre qui, s'engendrant d'eux-mêmes, comme un accident, se trouvent pourvus par fortuité d'une vitalité plus ou moins durable, et neutres ou androgynes (car il faut qu'ils soient l'un ou l'autre), ne peuvent pas se perpétuer, puisqu'ils n'ont pas encore les moyens de se reproduire à l'infini par des organes générateurs.

Fixez votre attention sur le moucheron éphémère ; concevez combien il peut en exister de variétés qui ont échappé à l'avide curiosité de nos naturalistes ; vous vous sentirez malgré vous plongé dans l'infini, et tout, dans ce spectacle, vous semblera indéfinissable comme le suprême créateur lui-même, qui peut fort bien vouloir produire ou laisser produire par de certaines fortuités des corps organisés, avec ou sans génération ou ascendante ou descendante, comme il paraît que cela a eu lieu dans les deux cas particuliers ci-dessus rapportés.

Il est, on n'en saurait douter, il est dans la

nature des molécules doués de la faculté de
s'animaliser spontanément, telles ou telles circonstances se trouvant en rapport avec leur
tendance à l'animalisation.

Ces conditions se rencontrant ainsi pour la
première et peut-être pour la dernière fois,
le sort de l'être vivant qui leur doit l'existence
dépendra donc de sa conformation fortuite, et
selon qu'il se trouvera plus ou moins propre à
sa reproduction, le phénomène s'arrêtera là, ou
poursuivra sa marche et fournira sa génération
particulière par des circonstances qui échappe-
ront à nos regards ou qui nous sembleront déro-
ger aux lois générales de la nature, quoique plus
vraisemblablement elles n'en soient que le résultat nécessaire.

Voilà de quoi ouvrir un champ illimité aux
conjectures des faiseurs de systèmes.

Si l'on considère, en effet, combien de révo-
lutions physiques ont pu, ont dû, depuis l'origine
des choses, changer la face matérielle du monde
universel ; combien de corps célestes, parmi ces
soleils innombrables qui nagent, avec tout leur
système, dans l'espace infini, ont pu, ont dû
se rencontrer, s'entre-heurter, s'entre-détruire,
pour de nouvelles combinaisons organiques se
reformer de leurs débris ; si l'on arrête sa pensée
sur la variété des formes que peut offrir l'animalisation dans chacun de ces corps immenses

où, comparés l'un à l'autre, rien peut-être ne se ressemble, soit au moral soit au physique ; on concevra comment, en vertu de la vitalité dont la matière est visiblement comme imbibée dans ses moindres parties, le mouvement qui a créé un monde nouveau a opéré des rencontres fortuites qui ont produit, détruit, reproduit des existences plus ou moins parfaites, plus ou moins durables, jusqu'à ce qu'enfin l'animalisation qui en est résultée ait, d'essai en essai, amené un état de choses capable de se perpétuer par la génération et de se conserver par sa propre puissance, comme notre planète en offre l'admirable spectacle, non sans doute depuis l'origine des âges ( car qui sait quelle est cette origine ? ), mais depuis que l'homme a pu assigner une époque plus ou moins reculée à la combinaison de sa forme actuelle, dont peut-être rien d'analogue ne se rencontre dans tout le reste de la création, vis-à-vis de laquelle notre globe mérite à peine d'être considéré comme un point dans l'espace.

On sait que les trois règnes, c'est-à-dire les trois divisions que la science a faites de la matière, se tiennent ou plutôt s'enchaînent l'un à l'autre par des nuances imperceptibles, mais démontrées par des faits positifs.

Le dernier chaînon qui semble former la liaison du règne animal et du règne végétal est le *zoophite*, masse charnue sans organisation aucune, qui cependant participe au phénomène de la reproduction, et même, ce qui semble impossible et est pourtant constaté par les naturalistes, qui ont à cet égard pris la nature sur le fait, et même, dis-je, est doué de la faculté locomotrice par où il se sépare du règne minéral pour passer dans un genre mixte, qui semble appartenir également et au règne végétal et au règne animal. Il se déplace et parcourt d'assez grandes distances ; il sent la douleur ; il la fuit, comme les animaux ; mais, comme celle des végétaux, sa reproduction se prépare et s'achève par des excroissances verrugineuses qui germent dans sa masse inerte et s'élèvent à sa surface pour produire enfin son semblable, lequel s'achève de lui-même et se détache de sa tige à l'aide du temps. Sa vie végétale le rapproche de la sensitive, qui fuit la main de l'homme et se resserre à son approche en se repliant sur elle-même pour en éviter le contact.

Parcourez dans tous ses degrés l'échelle des êtres ; en suivant cette route vous arriverez bientôt aux grandes animalisations, aux grandes perfections organiques, aux animaux qui font la richesse et la gloire de l'homme qui a su se les assujettir et les faire servir à sa commodité, et enfin à l'homme lui-même.

Descendant de ce haut degré, on arrive à toutes

les possibilités qui, pour se maintenir, sont ou doivent être douées du pouvoir de se reproduire; comme, de la sensitive, on passe au zoophite, et comme, de celui-ci, on ne dispute encore que d'un point pour arriver au minéral, qui lie les trois règnes irrévocablement.

Je ne passerai pas outre.

J'ai, j'ose le croire, démontré rationnellement la possibilité des animalisations spontanées, sans générateur nécessaire ; comme cette possibilité a été démontrée matériellement par le ver et par le monstre vertébré dont j'ai donné la lithographie, je finirai cet appendice en invitant mes lecteurs à méditer cet autre phénomène qu'aucun d'eux, sans doute, n'ignore, et qui prouve par quels moyens simples, mais admirables, la nature maintient l'harmonie entre tous les êtres créés.

L'animal nourrit le végétal de ses impuretés. A son tour, le végétal nourrit l'animal, dont il est la pâture. Mais le végétal rend un plus grand service encore aux êtres vivans : il soutire de l'air, pour s'en nourrir lui-même, toutes les impuretés dont l'animal le pestifère en le saturant à l'excès de carbone ; et en échange, il expire un gaz salutaire, sans lequel ce même air, devenu moufette, serait impropre à la respiration des êtres animés.

Ainsi ces deux règnes vivent aux dépens l'un

de l'autre, s'alimentant réciproquement et ne prenant leur force, leur croissance et leur conservation, que par les produits contraires de chacun d'eux; phénomène admirable qui prouve l'immensité, la sagesse et la toute puissance de celui qui a produit tant de combinaisons diverses et qui a semé autour de nous tant de merveilles qui, mieux observées, nous en révèleraient jusqu'à l'infini d'autres non moins miraculeuses.

Je m'arrête pour ne pas dire tout.

En poursuivant ma thèse, en énumérant de proche en proche tout ce que mon sujet pourrait amener sous ma plume, j'ameuterais contre moi les esprits forts, comme ils s'appellent. Ils n'y trouveraient pas leur compte, et je veux vivre en paix avec tout le monde. Si cette loi était l'apanage de l'homme, il serait plus heureux. Le raisonnement et l'expérience étaient pour l'esprit humain deux précieux instrumens de bonheur et d'amélioration progressive ; mais, par je ne sais quelle inconcevable et déplorable fatalité, les hommes, ou plutôt quelques hommes qui n'ont eu que de trop nombreux sectateurs, en ont fait deux instrumens de rétrogradation, de ruine, de honte, et de misères, ... et ils se disent en progrès !...

Le Dr LANTHOIS.

# NOTICE

## SUR LE PETIT MONSTRE VERTÉBRÉ

### QUI FAIT LE PENDANT DU SYPHOMETA PULMINARIS DE M. LE PROFESSEUR RAFINESQUE.

( Voir la lithographie de ces deux phénomènes, page 98. )

Le petit monstre que cette lithographie représente dans sa grandeur naturelle, n'est ni poisson ni reptile; il n'a ni nageoires, ni pattes, ni aucuns autres moyens de locomotion; on remarque seulement une prolongation de son écaille qui paraît destinée à y suppléer.

Cette écaille, qui le recouvre entièrement, est variée sur le dos de plusieurs couleurs; au-dessous elle est d'une forme triangulaire bien dessinée, et chacune de ses trois surfaces est d'un blanc d'ivoire très-prononcé.

Son anus, placé à l'extrémité de sa partie postérieure, est visible à l'œil nu et très-bien marqué.

Sa colonne vertébrale était garnie de poils noirs très-durs que, depuis que je le possède, l'esprit de vin a dévorés.

Son organisation, observée à la loupe, offre distinctement des oreilles, des yeux, mais point d'organe propre à la déglutition.

Le prolongement de son écaille a dû servir à

l'animal pour se mouvoir ou pour se défendre contre une expulsion lente ou subite, effet de l'art ou du hasard.

Ce prolongement en impose d'abord; mais en l'observant bien, on découvre sans peine au-dessus trois suçoires bien distinctes qui achèvent de caractériser l'organisation particulière de ce phénomène curieux, d'espèce nouvelle, digne à toute sorte d'égards des investigations de nos naturalistes.

Je ne dus qu'au hasard le bonheur de l'expulser de l'estomac d'une de mes clientes, qui lui donnait asile depuis long-temps.

Elle mangeait avec assez d'appétit, mais toutes les nuits elle vomissait des mauvais sucs qui étaient le produit des digestions mal élaborées de toute la journée, et dont la cause était évidemment la présence dans l'estomac de cette dame de l'hôte incommode qui y avait pris logement sans que la malade ou moi pussions nous en douter.

Consulté sur ces vomissemens nocturnes qui suivaient le premier sommeil, j'eus à faire plusieurs essais pour découvrir la cause d'une indisposition aussi bizarre.

Ayant constaté qu'elle n'avait lieu que lorsque l'estomac était vide d'alimens, j'employai successivement plusieurs remèdes, mais toujours sans succès.

Comme cette dame ne se rendormait plus après s'être éveillée, je lui administrai des préparations opiacées, et je finis par arriver jusqu'à l'extrait d'opium dont je faisais usage pour moi-même depuis bien des années.

Un parent que j'ai à Marseille m'en avait procuré qu'il avait fait venir de la province de Natalie, et je l'employais avec confiance, sachant que le temps augmente les vertus des préparations de ce genre, en les dépouillant graduellement de la partie stupéfiante qui porte sur la tête et frappe tous les sens, pour ne conserver que la partie calmante : de profondes blessures m'avaient rendu nécessaire l'usage de ce calmant.

Cette dame s'y habitua en peu de mois pendant lesquels les doses furent progressivement augmentées.

Il paraît que l'animal lui-même en fut frappé de léthargie ; qu'en cet état, n'ayant plus l'usage de sa défense ordinaire, il fut dans l'impuissance de se servir de son arme, la prolongation de son écaille, et qu'ayant perdu son mouvement propre, il fut entraîné sans résistance de sa part dans l'expulsion des matières dont se composaient les vomissemens périodiques de ma malade.

Après la nuit où eut lieu cet événement, dans ma visite du matin, ma patiente me rapporta qu'elle venait de vomir avec de grands efforts des matières accrochées dans sa gorge ; je voulus les voir, et en visitant son traversin, après avoir inspecté son bassin, j'y fis, à ma grande surprise, la découverte du petit monstre que je fais connaître au public. Il fut nettoyé dans l'eau-de-vie et mis dans un petit bocal rempli d'esprit de vin, où je l'ai conservé jusqu'à ce jour comme une véritable merveille.

Le bien-être qu'en éprouva la dame dont il s'agit ressembla d'abord à une véritable indisposition ; elle pouvait à peine supporter cette jouissance qui était une fatigue ; mais peu à peu cela passa enfin : depuis lors elle se porte bien, et ne se plaint plus de son estomac.

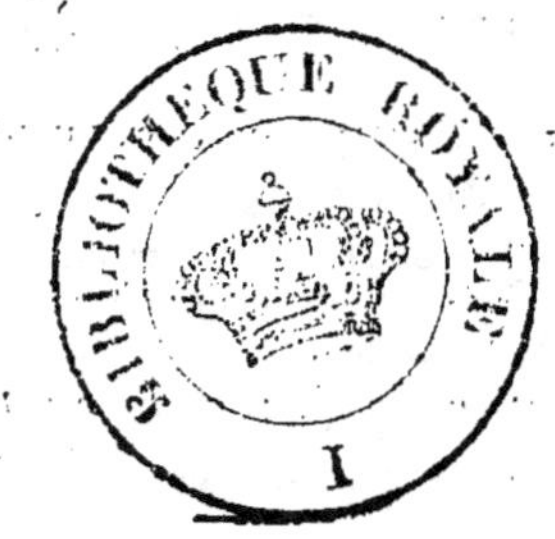

# ANNONCES.

Je crois pouvoir me permettre de profiter de l'occasion que me fournit la publication de l'ouvrage de M. Rafinesque, pour annoncer ceux que je me propose de donner au public, de mon propre cru.

SOUS PRESSE,

*Pour paraître incessamment.*

MÉTHODE PRÉSERVATIVE DU CHOLÉRA-MORBUS, suivie de sa MÉTHODE CURATIVE, s'il envahit *ex abrupto*, sans qu'on ne puisse le gagner de vitesse.

OUVRAGES A RÉIMPRIMER.

1º PHYSIOLOGIE DE GRIMAUD, 2 volumes in-8º.

Cet ouvrage, extrait des cahiers de l'École, est distribué par leçons, telles que les débitait ce savant professeur, mon maître et mon ami.

2º NOUVELLE THÉORIE DE LA PHTHISIE PULMONAIRE, avec le traitement nouveau qui correspond à cette théorie. 2 vol. in-8º.

Cet ouvrage, dont la 3ᵉ édition est entièrement épuisée, est celui qui m'a valu l'honneur que m'a fait M. Rafinesque en me dédiant le PULMISTE.

3º RÉFUTATION DE LA MÉDECINE ANGLAISE DU DOCTEUR CLARE, pour la guérison des maladies syphilitiques par les injections.

Cet ouvrage aura une seconde partie, spécialement consacrée à l'emploi des préparations d'or, belle et heureuse découverte, due au docteur CHRÉTIEN, de Montpellier.

La nouvelle édition de chacun de ces trois ouvrages sera augmentée d'un volume qui ajoutera à leur utilité.

OUVRAGE DONT LA MISE SOUS PRESSE SE PRÉPARE.

BIBLIOTHÈQUE GÉNÉRALE DE MÉDECINE PRATIQUE, ancienne et moderne, 2 volumes grand in-8º, d'environ 1000 pages chacun.

Cet ouvrage, qui donnera méthodiquement la substance de tout ce que renferment d'utile tous les ouvrages de médecine imprimés dans toutes les langues, procurera aux jeunes médecins, dont il rendra l'instruction plus aisée et infiniment moins coûteuse, ainsi qu'aux anciens praticiens, dont il soulagera la mémoire et facilitera les recherches, les auteurs auxquels ils voudraient recourir s'y trouvant mentionnés, avec indication par tome et par page, pour chaque citation, l'avantage de posséder toute la médecine en deux volumes.

Des avis postérieurs informeront le public de la mise en vente de ces divers ouvrages et en donneront en même temps une notice détaillée.